OBSERVATIONS

ET

RÉFLEXIONS

SUR LA LOI DU 19 VENTOSE AN XI,

RELATIVE A L'EXERCICE DE LA MEDECINE.

A AUXERRE, DE L'IMPRIMERIE DE LE COQ.

OBSERVATIONS

ET

RÉFLEXIONS

SUR

.A LOI DU 19 VENTOSE AN XI,

RELATIVE A L'EXERCICE DE LA MEDECINE,

ACCOMPAGNÉES D'UN PLAN PROPOSÉ A CE SUJET;

PAR J.-B. DESERIN,

octeur en Médecine, Membre correspondant de la Société de Médecine de la Faculté de Paris, de celle d'Émulation, etc.; Membre du Jury médical du département de l'Yonne, Médecin des épidémies de l'arrondissement d'Auxerre, etc., etc., etc.

A PARIS,

CHEZ GOUJON, Libraire, rue du Bacq, n°. 264.

ET A AUXERRE,

IEZ Mme. Ve. FRANÇOIS-FOURNIER, Libraire, rue Cloche-Bleue, n°. 27.

1820.

AVANT-PROPOS.

J'AI long-temps hésité si je publierais ces observations ; les ayant soumises à quelques hommes sages et éclairés, leur avis a été que leur publication présenterait des avantages ; je m'y suis conformé d'autant plus volontiers que celles relatives à la loi sur l'organisation actuelle de la Médecine étaient connues, depuis plusieurs années, de tous les membres du Conseil général de notre département, qui habitent Auxerre : ils les avaient trouvées justes et les avaient approuvées.

L'an dernier, quelques contestations sur la police médicale s'étant élevées entre M. le Préfet et les membres du Jury, donnèrent lieu à de nouvelles observations ; ceux-ci s'adressèrent à S. Exc. le Ministre de l'intérieur, espérant qu'il leur rendrait justice. Leur intention était de faire cesser les abus et de prouver à leurs confrères, qui leur reprochaient hautement leur faiblesse et leur indifférence, et les accusaient de laisser avilir l'art, qu'ils avaient fait tout ce qui dépendait d'eux pour le faire respecter. Ils espéraient beaucoup de ces démarches; leur persévérance devait amener un résultat quelconque; deux autorités étaient en opposition ; le Jury pensait avoir le droit de faire des observations et même de proposer des mesures. Il est vrai que la loi actuelle sur la Médecine manque de développemens à ce sujet, et que les attributions des Jurys médicaux semblent être limitées par elle au seul droit d'interroger et de recevoir les officiers de santé, etc. : c'est cette cause, je n'en doute pas, qui a induit en erreur M. le Préfet, et qui lui a fait rejeter ces observations et ces mesures; il a cru que, comme chef de l'Administration, il en avait le droit. On verra, dans ce mémoire, que M. Guizot, Directeur général de l'Administration communale et départementale, est tombé dans la même erreur, et probablement par la même cause. Ainsi il ne faut donc accuser de ces inconvéniens que la loi même qui est imparfaite et n'a pas assez de développemens. On verra, par la réponse de M. le Directeur général, qu'il en était bien convaincu, puisqu'il annonçait au Jury, dans sa lettre du 4 juin 1819, que le Gouvernement ayant reconnu toutes les imperfections de cette loi, s'occupait d'un travail important à ce sujet, dont le public ne tarderait pas à connaître les résultats.

Cet espoir, que nous avait donné M. le Directeur général, m'avait fait oublier entièrement le projet que j'avais conçu de publier ces observations; j'étais persuadé d'un côté que M. le Directeur général avait assez de données sur l'état actuel de la médecine, pour proposer une bonne loi à cet égard, et de l'autre, que, quoique devant signaler seulement des abus, je courrois le risque de me faire des ennemis puissans. J'attendais donc patiemment ce travail, lorsque les circonstances ont changé tout-à-coup. M. le Directeur général étant remplacé, le Corps législatif s'occupant à rendre des lois imprévues, le temps de la session s'écoulant avec rapidité, la Médecine pouvant être faite cette année dans plusieurs départemens par les bourreaux qui y habitent, et l'art devant tomber par-là dans le dernier degré d'avilissement (*a*), pensant à prendre incessamment ma retraite, tous ces motifs, dis-je, me déterminèrent à les publier; j'avais d'ailleurs à justifier les membres du Jury médical de l'Yonne des reproches qu'on leur faisait journellement, et à prouver à leurs confrères que si la médecine avait été avilie et dégradée, ils avaient fait tous leurs efforts pour s'y opposer.

Pour atteindre ce but, j'ai été forcé de donner un extrait des mémoires que les membres du Jury et les pharmaciens adjoints avaient adressés à Son Excellence où tous ces faits étaient consignés; j'aurais dé-

(*a*) Notamment par celui de l'Yonne, et par son frère élève bourreau de Seine-et-Marne, qui n'ont plus que leur troisième examen à subir; ils ont été renvoyés deux années de suite pour cause d'ignorance; mais ils peuvent s'être mis en mesure de répondre cette année.

siré pouvoir les généraliser afin de ne causer de peine à personne, d'autant plus que je suis convaincu que ce n'est pas par mauvaise intention que ces erreurs ont été commises; mais il était essentiel de citer ces faits afin de faire connaître d'une part les imperfections de la loi et la faiblesse de ses institutions, et de l'autre, pour éclairer le Gouvernement et le mettre à portée de nous donner une bonne loi sur la Médecine.

Je me suis permis peu de réflexions critiques. J'ai pensé qu'en rapportant particulièrement des faits positifs, ce serait la meilleure manière de raisonner et de convaincre; voilà pourquoi je les ai multipliés.

En faisant ce travail, je réfléchissais sur les maux qui affligent la France; je crus en reconnaître les causes, 1°. dans l'imperfection de quelques-unes de nos institutions et de nos lois; 2°. dans la non exécution de la plupart de ces dernières, ainsi que j'en ai rapporté une foule d'exemples pour la Médecine; 3°. dans le manque d'une loi qui exigeât de chaque fonctionnaire une garantie suffisante; 4°. dans la démoralisation qui existe dans les différentes classes de la société, où un esprit de vertige, le goût du luxe, un sentiment d'égoïsme, un éloignement pour tout ce qui tient à un principe d'honneur, à l'amour du devoir et à celui du bien public, sont les premiers, et peut-être les seuls motifs qui font mouvoir les hommes (*b*); 5°. dans l'espèce d'oubli où on laisse la morale et la religion qui sont les premières bases de toutes les sociétés, etc.

(*b*) Un seul exemple suffira pour démontrer ce que j'avance. Tout le monde admire la prévoyance et la sagesse du législateur dans les précautions qu'il a prises relativement à la loi sur le recouvrement des contributions.

Cette loi exige impérativement que le percepteur réside dans une des communes de sa perception; mesure très-sage, puisqu'elle met le contribuable à portée de payer ses contributions aussitôt qu'il aura de l'argent. Il résulte de cette disposition de la loi, que celui qui sollicite une perception, connaît d'avance l'obligation qu'elle lui impose; cependant il y a quelques hommes qui sont forcés de les demander pour frayer à leur luxe et à leurs plaisirs; ils comptent sur leur crédit et la faiblesse de l'autorité, ils espèrent qu'ils n'en seront pas privés, et qu'ils

Je m'occupai à réunir des faits pour le prouver : à peine eus-je terminé ce travail, que je m'apperçus aussitôt que je n'atteindrais pas le but que je m'étais proposé ; je voulais surtout prouver la nécessité de modifier et de changer la loi du 19 ventôse an XI ; ce qui était relatif à cette loi devait donc être la partie principale de ce mémoire : elle n'en devenait que la partie accessoire en le laissant exister dans son entier. J'ai cru devoir en extraire ce qui avait rapport à la médecine et au Jury Médical,

---

obtiendront d'elle la permission de rester dans la ville qu'ils habitent, quoiqu'ils soient à huit et dix lieues de leur perception, et que les contribuables n'aient aucun rapport avec cette ville ; ils lui promettront d'y aller une fois par mois, cela suffira pour obtenir l'autorisation d'y rester. Ces percepteurs indiquent d'abord un jour où ils se rendront dans chaque commune, pour que les contribuables ne les attendent pas en vain ; mais le mauvais temps ou d'autres circonstances les empêcheront de s'y rendre le jour indiqué ; il faudra que le contribuable revienne etc. Voilà de ces inconvéniens graves qu'on voit dans quelques départemens ; ils donnent naissance à une foule d'abus et favorisent les friponneries. Ne serait-il pas sage de les faire cesser ? La loi en indique le moyen, pourquoi ne l'emploie-t-on pas ?

et le publier isolément. Ainsi ce mémoire, a donc un double objet, 1°. de prouver l'imperfection de la loi actuelle sur la Médecine et la faiblesse de ses institutions, 2°. de justifier le Jury médical de l'Yonne des reproches que lui faisaient tous les hommes de l'art du département.

J'ai été forcé d'entrer dans de grands détails et d'être parfois prolixe; on me le pardonnera en faveur de l'importance du sujet que j'ai traité. J'ai cru que ces détails présenteraient de l'intérêt et aideraient à convaincre ceux auxquels il resterait encore quelques doutes sur le besoin de réviser cette loi.

J'ai également pensé qu'il serait utile d'ajouter des notes pour faciliter l'intelligence du texte, et lui donner plus de développemens. Si mes idées sont accueillies, j'aurai réussi, et je me féliciterai d'avoir entrepris ce travail avant de terminer ma carrière médicale.

RÉFLEXIONS

Sur la Loi du 19 Ventose an XI relative à l'exercice de la Médecine.

LÉGISLATEURS,

PARMI les attributions que la Charte vous accorde, celle de faire les lois est sans doute une des plus belles; mais elle serait nulle, si le soin de veiller à leur exécution ne vous était également confié : médiateurs entre le peuple et le trône, protecteurs nés de ces mêmes lois, après avoir épuisé le recours à l'autorité, c'est à vous que l'on doit dénoncer leur inexécution, leur violation et les fausses interprétations qu'on en fait, afin de solliciter auprès du Roi les moyens de faire cesser ces abus (1) : c'est aussi à vous que l'on doit demander leur révision, lorsque l'expérience a prouvé qu'elles sont mauvaises.

Pénétré de cette vérité, c'est à vous, Législateurs, que je m'adresse pour demander la révision de la loi du 19 ventôse an XI sur l'exercice de la médecine.

---

(1) Le Jury Médical du département de l'Yonne s'est adressé plusieurs fois au Gouvernement pour les faire cesser, ainsi qu'on le verra dans le cours de ce mémoire. Toutes ses démarches ont été infructueuses.

Cette loi vivement désirée à l'époque où elle fut rendue, était réclamée depuis long-temps par la voix impérieuse de la nécessité, et par tous les amis de l'humanité; parce qu'alors une anarchie affreuse régnait dans toutes les branches de la médecine; elle fut accueillie avec enthousiasme par tous les vrais médecins et par les hommes sensibles et éclairés. On espérait qu'à l'aide de cette loi on préviendrait tous les abus, qu'on rendrait à la médecine son ancienne splendeur, et aux hommes de l'art la considération que des talens reconnus leur donnaient le droit d'attendre. Le but qu'on se proposait n'a pas été atteint; car à peine fut-elle soumise à l'expérience, qu'on reconnut bientôt son insuffisance pour réprimer les désordres qui existaient : elle-même donna bientôt naissance à de nouveaux abus plus grands que ceux qu'on avait voulu réformer, et l'on ne tarda point à regretter la perte des anciennes lois.

Comme la plupart des institutions humaines, cette loi se laissa promptement atteindre par les abus et tomba aussitôt en désuétude, ce qui tenait à son imperfection, au relâchement de la discipline, au caractère faible et incertain des hommes chargés de son exécution, enfin aux évènemens imprévus qui se sont succédés avec rapidité depuis qu'elle a été rendue.

Pour vous faire sentir la nécessité de cette révision, il me suffira de vous parler du mal que cette loi a produit, mal qui dépend en partie des causes ci-dessus énoncées, et de l'autre, de la violation et des fausses interprétations qu'on en fait journellement. Afin de porter la conviction dans vos ames sur le besoin de la changer, je traiterai chaque article en particulier; je ferai voir ce qu'ils ont de bon ou de mauvais; je les comparerai avec ceux des anciennes lois; je vous rapporterai des exemples d'abus auxquels ils ont donné lieu, et je vous proposerai ensuite les moyens qu'une longue pratique et une expérience de huit années, comme membre du Jury médical, m'ont suggérés. Heureux si je puis porter cette conviction dans vos ames et vous décider à demander au Roi la révision decette loi!

Avant de discuter chaque article en particulier, j'ai cru nécessaire de faire précéder cette discussion de quelques considérations générales, pour démontrer les vices de la loi dans son ensemble, et tout ce qu'elle laisse à désirer pour produire le bien et réprimer les abus.

Lorsque la loi actuelle sur la médecine fut rendue, on voulut la mettre en harmonie avec les autres institutions et la faire cadrer avec la législation du tems; ce fut par cette raison qu'on ne put conserver ce que les anciennes lois avaient d'utile. A cette époque, toutes les corporations étaient supprimées: on se rappelait bien ce qu'elles avaient eu de mauvais, et l'on feignait d'ignorer ce qu'elles pouvaient avoir de bon.

Loin de chercher à les conserver en réformant ce qu'elles avaient de mauvais et en les mettant en harmonie avec cette nouvelle législation, ce qui eût été facile à exécuter; on aima mieux créer des institutions nouvelles. On prétendit que ce serait rappeler les anciennes discussions scholastiques et puériles qui eurent lieu autrefois entre les médecins et les chirurgiens, et l'on s'appuya sur la nécessité où on était de réunir ces deux branches de l'art de guérir qui ne pouvaient marcher utilement qu'autant qu'elles s'éclaireraient l'une par l'autre pour justifier ces innovations; si tous les hommes de l'art ont vu avec plaisir cette réunion, tous ont vu avec peine la suppression de ces corporations qui étaient chargées de veiller à la police du corps et à y maintenir l'ordre et la discipline.

On dira peut-être que la loi a créé un jury médical dans chaque département pour remplir ces fonctions importantes: j'en conviens, c'est bien là l'esprit de la loi; mais elle ne s'explique pas d'une manière précise à ce sujet, et les obstacles que les membres des jurys de médecine ont éprouvés en beaucoup d'endroits, de la part du Gouvernement même qui leur a contesté ce droit, ont été cause qu'ils ont partout cessé d'exercer une surveillance dont le besoin se fait sentir journellement de plus en plus: c'est ce que je prouverai dans ce mémoire.

Un grand inconvénient de cette loi est de mettre

constamment les intérêts de l'homme chargé de la faire exécuter en opposition avec ses devoirs, et de n'exiger de lui aucune garantie, pas même morale, de sa conduite. Quand l'on considère tous les abus qui sont résultés de cette disposition de la loi, on est effrayé des maux qu'elle a déjà occasionnés et de ceux qu'elle doit produire à l'avenir, si on ne se hâte d'y remédier promptement. Vous en acquerrez comme moi la certitude, lorsque je vous aurai fait le tableau effrayant mais fidèle de tous ces maux.

Il est juste, me dira-t-on, que l'élève paie les frais de son éducation médicale et de sa réception. J'en conviens, cela est même de toute équité; mais la loi n'aurait-elle pas dû prévoir les cas où l'homme chargé d'interroger, sera mis par elle dans une telle position, qu'il sera forcé de recevoir indistinctement l'ignorant et l'homme instruit? c'est ce qu'elle n'a pas fait et ce qu'il est indispensable de faire, comme je le demontrerai dans un instant (1).

Un autre inconvénient est de ne point fixer l'âge auquel on pourra se faire recevoir et de livrer à la pratique le jeune médecin aussitôt qu'il est reçu,

(1) Il me semble facile de concilier tous les intérêts : lorsqu'un aspirant se présente pour obtenir son titre, il doit avoir le degré d'instruction exigé par la loi; s'il ne l'a pas, il n'en doit pas moins payer l'indemnité que la loi accorde à ses examinateurs qui se sont assemblés pour l'interroger et le recevoir. Pourquoi a-t-il eu la témérité de se présenter sans l'avoir? il doit en supporter la peine; le surplus de la somme lui sera rendu.

sans exiger de lui un stage dans les hôpitaux ; d'où il résulte d'un côté qu'on reçoit des hommes pour exercer le plus difficile des arts beaucoup trop jeunes et avant que leur jugement soit formé, et de l'autre, qu'ils n'ont pu acquérir aucune expérience pratique sur la marche et le traitement des maladies.

La médecine est une science utile, lorsqu'elle est éclairée du flambeau de l'observation et de l'expérience ; sans lui, on n'y avance qu'en tâtonnant. Il est donc essentiel que le jeune médecin connaisse la pratique avant de l'abandonner à ses propres forces ; c'est ce que la loi actuelle n'a pas fait (1).

(1) Je pense qu'après avoir été reçu médecin opérant ou médecin, la loi devrait les obliger à faire un stage de deux ans dans les hôpitaux. On m'objectera peut-être que les cours de cliniques interne et externe qui se font dans ces hôpitaux, et la grande facilité qu'ont les élèves d'y aller et d'y voir des malades, remplacent avantageusement le stage que j'exige. Qu'on ne le croie pas : une fois reçu, je veux qu'on confie au jeune médecin quelques malades à traiter sous l'inspection du médecin chargé du service de l'hospice ; que la deuxième année il soit chargé d'une portion de ce service, de recueillir les observations, de faire les autopsies cadavériques, et en mot qu'il étudie lui-même le grand livre de la nature qu'on lui a expliqué dans ses cours ; qu'il apprenne à y connaître cette responsabilité morale qui tient le vrai médecin dans une inquiétude continuelle : ce sera alors qu'il appréciera cette belle sentence d'Hippocrates : *Tempus urgens, experimentum periculosum et fallax, judicium difficile.* Ces Médecins pourront être employés utilement, les premiers dans les hôpitaux des villes où sont établies les écoles spéciales, à recueillir des observations, à faire des expériences sur les remèdes nouveaux, en suivre les effets et

Un troisième inconvénient que présente la loi actuelle, est le silence qu'elle garde sur la nécessité de

---

à en apprécier au juste les résultats, etc. Car, il faut en convenir, la Médecine ne possède pas un seul bon Recueil d'observations exactes et sur lesquelles on puisse compter. Tous ceux qui en ont publié, ont plutôt calculé leurs intérêts que ceux de l'art en les publiant. Je n'en excepterai même pas celles publiées sur le Croup par la Commission chargée de les examiner. Elles laissent à désirer plusieurs choses qui jettent le praticien dans l'incertitude. Je traiterai ce sujet dans une autre circonstance.

Les médecins reçus par les jurys médicaux de département rempliraient les mêmes fonctions dans les hôpitaux des villes chefs-lieux d'arrondissement; ils seraient en outre chargés de rédiger les consultations gratuites qu'on y donnerait chaque jour après la visite aux indigens et aux habitans des campagnes. Ces consultations auraient, selon moi, de grands avantages pour les médecins et pour la société. Ce serait le plus sûr moyen de faire tomber le charlatanisme.

Si cette mesure était adoptée, la loi défendrait de donner des autorisations provisoires d'exercer aux élèves qui auraient fini leur temps d'études. Le président de la Chambre leur ferait subir un examen sommaire, et les autoriserait à commencer leur stage en attendant la réunion du jury. Ce temps leur serait compté. Elle entretiendrait la bonne harmonie entre les hommes de l'art, établirait une liaison intime entre les vieux et les jeunes médecins, qui serait très-utile à ces derniers. Pénétré de cette vérité constante qu'on ne devient réellement médecin qu'en étudiant continuellement le grand livre de la nature, c'est-à-dire l'homme sur son lit de douleur, à peine fus-je arrivé des écoles, que je me fis un devoir religieux de fréquenter journellement l'hôpital. Accueilli avec bonté par les deux habiles médecins qui étaient chargés du service de cet établissement, je devins bientôt leur ami intime, et loin de voir en moi un rival qui pouvait un jour leur nuire, ils furent mes protecteurs; et je dois peut-

prouver l'identité de l'individu qui se présente pour obtenir les titres de docteur ou d'officier de santé. Comment s'assurer en effet que celui qui a subi les examens pour les obtenir est le même que celui qui doit faire usage de ces titres à l'avenir ? La loi n'aurait-elle pas dû indiquer les moyens convenables pour prévenir ces abus ? Je pourrais en citer plusieurs exemples, je me contenterai de rapporter le suivant.

Le sieur ** vint avant la dernière réunion du jury médical implorer la bienveillance des membres du jury et leur observer combien il était malheureux d'avoir oublié de demander à M. le Préfet l'autorisation d'aller se faire recevoir dans un département voisin ; que faute par lui d'avoir rempli cette formalité, son titre était nul. Il leur ajouta que le jury lui avait pris 350 fr. pour le recevoir. On notera que, cette même année et dans le même temps où il était censé s'être fait recevoir, le jury de notre département était assemblé pour le même objet. Cet homme, qui est un charlatan éhonté, ne put répondre à aucune des questions qu'on lui fit. Interrogé sur les pertes qui ont lieu pendant le travail de l'accouchement et sur les moyens d'y remédier, etc. il lie la matrice, soufle de l'air par la veine ombilicale à l'enfant qui naît as-

---

être plus à leurs bontés qu'à mes connaissances la réputation dont j'ai joui. Qu'il m'est doux de leur payer ici ce léger tribut de ma reconnaissance !

phixié, etc. et mille autres absurdités semblables. Nous jugeâmes par ses réponses qu'un autre avait répondu pour lui; car il est impossible de supposer qu'un jury se fût avili au point de recevoir un pareil ignorant. Je pourrais citer des faits analogues de Docteurs qui, n'ayant pas osé subir leurs examens devant les jurys, sont allés aux Ecoles et en ont rapporté des diplômes de Docteur. Six semaines leur ont suffi pour obtenir ce titre.

Si l'on compare la loi du 19 ventose an XI avec les édits anciens sur la médecine et la chirurgie, on voit qu'elle leur est bien inférieure : elle exige en apparence plus de connaissances scientifiques de la part des candidats; mais dans le fond elle est moins sévère, ouvre la porte à un plus grand nombre d'abus, et a jeté dans la société beaucoup plus d'ignorans. Pour se convaincre de cette vérité, qu'on examine toutes les précautions que ces édits avaient prises. Ils exigeaient des élèves qu'ils se fissent inscrire au greffe de la communauté, en présence du maître sous lequel ils devaient étudier, ou à l'administration des hospices, etc. Dans le cas où ces formalités n'auraient pas été remplies, les certificats délivrés par les maîtres étaient nuls. Si les examinateurs recevaient les aspirans sur de pareils certificats, leur réception était nulle; ils pouvaient être suspendus de leur droit de maîtrise, et poursuivis pour délit de faux. Les lettres de réception ou de maîtrise n'étaient enregistrées que d'après les conclusions du procureur du Roi et sur une ordonnance du juge, qui ne la rendait qu'après s'être assuré que toutes les formalités avaient été remplies tant de la part de l'élève que de celle des examinateurs. Sans la révolution, la Médecine serait encore régie par ces mêmes édits, qui avaient à la vérité déjà un peu vieillis; mais ils valaient réellement mieux que la loi actuelle qui est tombée aussitôt en désuétude, et dont plusieurs articles n'ont jamais été exécutés.

Passons maintenant à l'examen de chaque article de cette loi.

DISPOSITIONS GÉNÉRALES.

TITRE PREMIER.

ART. Ier. A compter du premier vendémiaire an XII, nul ne pourra embrasser la profession de Médecin, de Chirurgien, d'Officier de santé, sans être examiné et reçu comme il sera prescrit par la présente loi.

Cet article est clair et n'a pas besoin de commentaires.

II. Tous ceux qui obtiendront, à partir du premier vendémiaire an XII, le droit d'exercer l'art de guérir, porteront le titre de Docteur en Médecine ou en Chirurgie, lorsqu'ils auront été examinés ou reçus dans l'une des six écoles spéciales de Médecine, ou celui d'Officier de santé, quand ils seront reçus par les Jurys dont il sera parlé aux articles suivans.

Cet article est aussi clair que le précédent; on voit qu'il établit des distinctions parmi les hommes qui se livrent à l'art de guérir. Examinons si ces distinctions sont justes et utiles. Si on ouvre l'histoire de l'art, on y voit que dès la plus haute antiquité ces deux sciences furent toujours réunies, et ne furent séparées que dans les temps d'ignorance et de superstition. Parcourt-on les différens discours qui ont été prononcés au sujet de cette loi? on voit que le législateur a reconnu que la Médecine et la Chirurgie étaient deux branches sortant d'un même tronc, que ces deux sciences ne pouvaient être isolées, qu'elles devaient s'éclairer réciproquement, et que les professions de Médecin et de Chirurgien ne pouvaient plus être séparées depuis que leurs études étaient fondées sur les mêmes bases et les mêmes principes. Le fait est vrai, tout le monde en convient; ainsi en les séparant et en recevant des Docteurs en Médecine et des Docteurs en Chirurgie, on a donc eu plutôt égard à une vieille habitude qu'à la raison. Ce qui le prouve, c'est qu'assez généralement ce sont des Docteurs en Médecine qui ont été nommés Chirurgiens des hôpitaux, et des Docteurs en Chirurgie, Médecins ; on peut faire la même observation pour les membres des Jurys médicaux, depuis que la loi a été rendue ; ce qui est vraiment ridicule et contre l'esprit de la loi.

On a observé avec raison que si le Médecin devait avoir plus de sagacité et de jugement, le Chirurgien avait besoin de plus de force d'ame et de dextérité, ce que la pratique des opérations peut seule donner : ainsi, si on admet des Docteurs en Médecine et en Chirurgie, il faut nécessairement établir une ligne de démarcation entre ces deux professions, autrement on jetera une pomme de discorde entre des hommes faits pour s'estimer, et la société en souffrira : c'est ce que l'expérience a prouvé. Je pense qu'il vaudrait mieux réunir les deux titres et appeler Médecin-opérant le Docteur en Médecine et en Chirurgie.

Celui qui n'aurait pas cette force d'ame, ni cette dextérité nécessaire pour les grandes opérations, s'en tiendrait à la Médecine et à la petite Chirurgie; car il est urgent que le même homme fasse la saignée qu'il croit utile, applique les vésicatoires et les panse. S'il en est autrement, peut-il bien juger de l'état de son malade? Non, cela est impossible. Dans une foule de circonstances, n'est-ce pas la nature du sang, la couleur des plaies des vésicatoires, la nature de la suppuration, etc., qui nous détermineront à suivre tel traitement plutôt que tel autre? D'ailleurs, admettez pour un instant qu'un Docteur en Médecine ordonne une saignée qu'il croira indispensable; dans un coup de sang, par exemple, attendra-t-il pour la faire qu'un Chirurgien soit venu? Son malade ne peut-il pas mourir pendant ce temps? Supposez qu'un Docteur en Chirurgie ait été appelé pour la pratiquer, celui-ci ne la jugera pas nécessaire et ne voudra pas faire cette opération : lequel des deux aura donc raison, puisqu'il n'y a point de subordonné? On aura recours, dira-t-on, à une consultation; il faudra alors en faire journellement. D'ailleurs dans quelle perplexité cette divergence d'opinions ne jetera-t-elle pas le malade? Le public y gagnera également, il n'aura qu'une personne au lieu de deux à payer.

D'après cet exposé, je proposerai d'admettre deux classes d'hommes destinés à exercer l'art de guérir, et de donner à ceux de la première classe, le titre de Médecin-opérant; ceux-ci ne pourraient être reçus que dans les écoles spéciales; ils seraient contraints de faire des études préliminaires, et d'être gradués dans les universités; ils auraient la faculté de s'établir et pratiquer par toute la France, ils habiteraient dans les villes chefs-lieux d'arrondissement; le Gouvernement jugerait, s'il ne serait pas avantageux d'exiger d'eux des sommes proportionnées à l'importance des villes où ils se proposeraient d'exercer.

Ceux de seconde classe auraient seulement le titre de Médecins; ils seraient reçus par les Jurys, et ne pourraient s'établir et pratiquer que dans leur département; ils seraient dispensés d'études préliminaires, et habiteraient dans les chefs-lieux de canton et dans les campagnes.

Je ferai ici une remarque importante : l'art de guérir étant le plus difficile de tous, doit exiger tout le temps de celui qui veut l'exercer avec distinction :

vita brevis, *ars longa*, disait Hippocrate. La loi, en déclarant cet art libéral, doit exiger de celui qui l'exerce qu'il ne se livre pas à d'autres professions. Cette mesure empêcherait une foule d'hommes ambitieux de pratiquer la Médecine, et l'on ne verrait plus les bourreaux de chaque département se présenter aux Jurys avec des certificats qu'ils ont la plupart mendiés ou achetés, et l'art ne serait plus autant avili.

III. Les Docteurs en Médecine et les Chirurgiens reçus dans les anciennes facultés de Médecine, les collèges de Chirurgie et les communautés de Chirurgiens continueront d'avoir le droit d'exercer l'art de guérir comme par le passé. Il en sera de même pour ceux qui exerçaient dans les départemens réunis, en vertu de titres pris dans les universités étrangères et reconnus légaux dans les pays qui forment actuellement ces départemens.

Quant à ceux qui exercent la Médecine ou la Chirurgie en France, et qui se sont établis depuis que les formes de réception ont cessé d'exister, ils continueront leur profession, soit en se faisant recevoir Docteurs ou Officiers de santé comme il est dit aux articles X et XXI, soit en remplissant simplement les formalités qui sont prescrites à leur égard à l'art. XXIII de la présente loi.

Cet article paraît être aussi clair que les deux précédens; il suffit de lire les articles cités et de se rappeler les édits de 1707 et les lettres-patentes de 1723, 1730, 1736 et autres, qui fixent d'une manière invariable l'étendue et les limites des fonctions des

Médecins et Chirurgiens suivant qu'ils ont été reçus par les facultés, les collèges ou les communautés. Les Médecins et les Chirurgiens reçus par les facultés ou les collèges étaient obligés de faire preuve de connaissances beaucoup plus grandes que ceux reçus par les communautés ; aussi leurs fonctions étaient-elles bien plus étendues ; tandis que celles des Chirurgiens reçus par les communautés se bornaient à la justice du lieu où était établie la communauté ; ils étaient subordonnés aux premiers. La loi actuelle, ainsi qu'on le verra, a également fait une distinction entre ces Chirurgiens.

IV. Le Gouvernement pourra, s'il le juge convenable, accorder à un Médecin ou à un Chirurgien étranger et gradué dans les universités étrangères, le droit d'exercer la Médecine ou la Chirurgie sur le territoire de la république.

Cet article est aussi juste que sage.

TITRE II.

Des examens et de la réception des Docteurs en Médecine et en Chirurgie.

V. Il sera ouvert dans chacune des six écoles spéciales de Médecine des examens pour la réception des Docteurs en Médecine et en Chirurgie.

Cet article est précis.

VI. Ces examens seront au nombre de cinq, savoir : le premier sur l'anatomie et la physiologie, le second sur la pathologie et la nosologie, le troisième sur la matière médicale, la chimie et la pharmacie, le quatrième sur l'hygiène et la médecine légale, le cinquième sur la clinique interne ou externe suivant le titre de Docteur, en médecine, ou en chirurgie, que l'aspirant voudra acquérir.

Les examens seront publics, deux d'entr'eux seront nécessairement en latin.

On voit qu'on exige des connaissances étendues de celui qui veut se livrer à l'exercice de l'art de guérir : on a eu raison ; toutes ces connaissances lui sont nécessaires pour l'exercer avec succès; je desirerais même qu'on exigeât des élèves une étude approfondie des mathématiques, non que je voulusse qu'on en fît usage en médecine. Je sais, par expérience, qu'elles ont conduit à de grandes erreurs tous ceux qui ont cherché à les appliquer aux sciences physiologiques et médicales. Il suffit, pour s'en convaincre, de lire les observations de Kiel, Michelot, Jurine, Robinson, Hales, Borelly et autres sur les évaluations de la force du cœur, il ne restera aucun doute à ce sujet ; mais l'étude des mathématiques est celle de toutes les sciences qui est la plus avantageuse pour apprendre à raisonner et pour former le jugement; et n'est-ce pas de lui que dépendent les succès que le Médecin obtient ?

J'ai démontré ailleurs (1) que la médecine et la chirurgie étaient deux sœurs inséparables, qu'elles avaient toujours été réunies dès la plus haute anti-

(1) Voyez pages 11 et 12.

quité, que les temps d'ignorance et de superstition avaient pu seuls les séparer, qu'elles s'éclairaient l'une par l'autre, que l'homme de l'art est souvent inutile, s'il veut se borner à la pratique d'une seule de ces sciences; j'ajouterai que la marche de l'une est souvent incertaine et quelquefois même dangereuse si l'autre ne l'appuie et ne lui prête son flambeau. D'après cela, il me paraît utile qu'on ait également des connaissances médicales et chirurgicales; ainsi, les élèves doivent être interrogés indistinctement sur toutes ces sciences.

VII. Après les cinq examens, l'aspirant sera tenu de soutenir une thèse qu'il aura écrite en latin ou en français.

Cette dernière formalité à remplir pour obtenir son titre me paraît aussi utile qu'honorable : elle doit être conservée.

VIII. Les étudians ne pourront se présenter aux examens des écoles qu'après avoir suivi pendant quatre années l'une ou l'autre d'entr'elles et acquitté les frais d'étude qui seront déterminés.

Toutes les conditions que cet article exige des élèves me paraissent justes.

IX. Les conditions d'admission des étudians aux écoles, le mode des inscriptions qu'ils y prendront, l'époque et la durée des examens, ainsi que les frais d'études et de réception et la forme du diplôme à délivrer par les écoles aux Docteurs reçus, seront déterminés par un réglement délibéré dans la forme adoptée pour tous les réglemens d'administration publique : néanmoins, la somme totale de ces frais ne pourra excéder mille francs, et cette somme sera partagée dans les quatre années d'études et dans celle de la réception.

On a oublié dans le réglement une chose extrêmement essentielle ; c'est d'avoir déterminé la durée des examens. Le silence à cet égard a été infiniment préjudiciable à l'art et à la société. En laissant leur durée à la volonté des examinateurs, il en est résulté de grands abus, celui entr'autres de faire dans un quart d'heure ou une demi-heure un examen qui aurait dû durer deux heures.

Le nombre des examinateurs ne me paraît pas non plus suffisant : en effet, n'est-il pas ridicule de donner cinq et sept examinateurs à un Pharmacien qui ne doit s'occuper que d'une seule branche de l'art de guérir, tandis qu'un Docteur qui doit avoir des connaissances beaucoup plus étendues est seulement examiné par trois ? On dira que les examens de celui-ci sont plus nombreux : j'en conviens ; mais n'est-il pas possible qu'un des examinateurs protège le candidat et n'entraîne le suffrage de l'un des deux autres examinateurs ? N'est-ce pas là le cas de dire : Passe-moi la rhubarbe, je te passerai le séné ?

X. Les Médecins et Chirurgiens qui, ayant étudié avant la suppression des universités, facultés et collèges de médecine et de chirurgie, et qui n'ayant pu subir d'examens par l'effet de cette suppression, voudront acquérir le titre de Docteur, se présenteront à l'une des écoles de médecine avec leurs certificats d'étude; ils y seront examinés pour recevoir le diplôme, et ils ne seront tenus d'acquitter que le tiers des frais d'examen et de réception.

Cet article est également clair; on voit que les Médecins et les Chirurgiens qui ont étudié dans les facultés et les collèges ont seuls le droit de se présenter aux Ecoles pour obtenir le titre de Docteur: cela était juste, parce que d'après les statuts et édits anciens, ils étaient presque partout obligés de prouver qu'ils avaient fait des études préliminaires, qu'ils avaient été gradués dans les universités. D'ailleurs, l'enseignement qu'on y recevait était beaucoup plus complet et plus étendu que dans les communautés. Cependant cet article n'a pas toujours été rigoureusement observé.

XI. Les Médecins et Chirurgiens non reçus, comme ceux de l'article précédent, mais qui ont été employés en chef ou comme Officiers de santé de première classe pendant deux ans dans les armées de terre ou de mer, se présenteront s'ils veulent obtenir le titre de Docteur en médecine ou en chirurgie avec leurs brevets ou commissions certifiés par les Ministres de la guerre ou de la marine, à l'une des Ecoles de médecine où ils seront tenus de subir le dernier acte de réception seulement, ou de soutenir thèse. Il leur sera délivré un diplôme, et ils ne paieront que les frais qui seront fixés pour la thèse.

L'intention du Gouvernement a été louable; il a

voulu reconnaître et récompenser des services rendus à l'Etat : on ne peut qu'y applaudir ; on en a abusé, ce n'est point la faute de la loi.

XII. Ceux des élèves qui ayant étudié dans les Ecoles de médecine instituées par la loi du 14 frimaire an 3, ont subi des examens et ont fait preuve de capacité dans ces Ecoles, suivant les formes qui y ont été établies, se pourvoiront à celle de ces Ecoles où ils auront été examinés pour y recevoir le diplôme de Docteur. Ils seront tenus d'acquitter la moitié des frais fixés pour les examens et la réception.

Cet article était juste ; mais il peut être supprimé dans la nouvelle loi.

XIII. Les élèves nationaux admis par le concours des lycées ou des prytanées aux Ecoles spéciales de médecine, d'après l'art. 35 de la loi du 11 frimaire an x, seront seuls dispensés des frais d'études et de réception.

Cet article doit être conservé ; ce sera un motif d'encouragement et une récompense nationale qui doit donner à l'Etat des hommes instruits.

XIV. Le produit des études et des réceptions dans chaque Ecole de médecine sera employé au traitement des Professeurs et aux dépenses de chacune d'elles, ainsi qu'il sera réglé par le Gouvernement, sans néanmoins que les sommes reçues dans l'une de ces Ecoles puissent être affectées aux dépenses des autres.

Cet article est précis : ne connaissant point l'emploi de ces fonds, je ne me permettrai aucune réflexion à cet égard.

TITRE III.

Des études et de la réception des Officiers de santé.

XV. Les jeunes gens qui se destineront à devenir Officiers de santé, ne seront pas obligés d'étudier dans les Ecoles de médecine, ils pourront être reçus Officiers de santé, après avoir été attachés, pendant six années, comme élèves, à des Docteurs, ou après avoir suivi pendant cinq années consécutives la pratique des hôpitaux civils ou militaires. Une étude de trois années consécutives dans les Ecoles de médecine leur tiendra lieu de la résidence de six années chez les Docteurs, ou de cinq années dans les hospices.

Je proposerai de substituer pour cette classe le titre de Médecin à celui d'Officier de santé, qu'on peut à la rigueur conserver.

En lisant les discours qui ont été prononcés au Corps législatif relativement à cette loi, on remarque que la plupart des orateurs ont redouté que cette classe d'Officiers de santé ne fût plus nuisible qu'utile à la société ; malheureusement leurs craintes ne se sont que trop vérifiées. La loi n'a pas prévu tous les abus qui pourraient en résulter ; elle a ouvert la porte à de nouveaux en mettant constamment en opposition les intérêts des hommes chargés de les recevoir avec leurs devoirs, et en n'exigeant d'eux aucune garantie, pas même morale. Sous ce rapport, elle est bien inférieure aux édits anciens, ainsi que nous l'avons déjà dit.

Je pense qu'on a eu tort de dispenser les Officiers de santé d'étudier dans les Ecoles spéciales de médecine, parce qu'il n'y a réellement que dans ces Ecoles où on puise une instruction solide, et telle que la profession de Médecin l'exige (1).

Leur séjour dans les hôpitaux et chez un Docteur est également illusoire et chimérique. Elle veut que l'élève fréquente pendant cinq ans les hôpitaux. Qui prouvera qu'il y a passé ce temps? sera-ce le certificat du Médecin ou du Chirurgien de ces hospices? Mais, s'il est le parent, l'ami ou le protecteur de l'élève, croyez-vous qu'il se fera un cas de conscience de lui donner un certificat de cinq ans, quoiqu'il n'y soit resté qu'un an ou deux? Le Jury a acquis la certitude de ces faits qu'il lui sera facile de prouver. Je ferai la même observation relativement à ceux délivrés par messieurs les Docteurs (2). Je persiste

---

(1) Tous les Professeurs particuliers vont réclamer contre cette mesure; qu'ils se tranquillisent: je consens volontiers à ce qu'ils professent; mais j'exigerai que l'élève se fasse inscrire à l'Ecole à chaque trimestre; alors il ne paierait que le droit que la loi déterminerait pour cette inscription. Cette mesure me paraît utile; car nous avons vu plusieurs certificats de complaisance délivrés par ces mêmes Professeurs. Il est aussi possible qu'on abuse de leur bonne foi; nous pourrions en citer plusieurs exemples. Ce sera le moyen de prévenir tous les abus de cette espèce.

(2) Avant la dernière réunion du Jury médical de l'Yonne, plusieurs aspirans nous avaient présenté de ces certificats déli-

donc à soutenir que la loi doit forcer tous les élèves à fréquenter les Ecoles spéciales de médecine, puisque ce sont les seuls endroits où on puisse acquérir une bonne instruction.

On va m'objecter que le séjour des grandes villes, leur éloignement, occasionneront d'énormes dépenses que la plupart des élèves ne pourront pas faire, et que les campagnes manqueront par ces motifs de sujets: qu'on se tranquillise à cet égard; on fit toutes ces objections lorsque la loi actuelle fut rendue: l'expérience a parlé. Consultons-la. On prétendit que les campagnes ne présenteraient pas assez d'avantages aux Docteurs pour qu'ils s'y éta-

---

vrés par des Docteurs qui n'ont pas eu honte de les donner à des ignares qui voulaient obtenir une autorisation provisoire d'exercer dans les campagnes, mais avec la condition qu'ils les feraient appeler pour voir leurs malades. Nous les renvoyâmes, parce que nous connaissions toutes les conséquences fâcheuses de cet abus qui augmente d'une manière effrayante.

C'est ainsi que quelques Officiers de santé des campagnes payent aux dépens des malheureux les services qui leur ont été rendus par des Médecins des villes voisines. Voilà où conduisent la cupidité, l'ignorance et le besoin.

D'autres, au contraire, n'appellent jamais personne, quoiqu'en ayant la volonté; ils ont à côté d'eux des hommes qui pourraient les diriger, mais ils craignent qu'en les appelant, ceux-ci ne leur enlèvent leurs malades; ce qui arrive quelquefois. Ils en feraient bien venir d'autres, si l'éloignement et la dépense qui en résulteraient ne les en empêchaient; ils préfèrent enterrer seuls leurs malades. Il est donc essentiel, pour prévenir cet inconvé-

blissent; cependant nous en avons aujourd'hui dans presque tous les cantons de notre département; plusieurs en ont même plus que le besoin du pays le nécessite. Qu'on honore cet état, qu'on lui rende la dignité qu'il doit avoir, dans peu de temps toutes les campagnes en seront abondamment pourvues; le Gouvernement et la société y gagneront. 1°. L'entretien des Ecoles et le salaire des Professeurs ne seront plus à sa charge, puisque la rétribution qu'on retirera des élèves suffira pour fournir à ces besoins. 2°. On ne verra plus autant d'infirmes et de mutilés qui sont à charge à la société, parce que les soins donnés aux malades seront mieux administrés. L'art y gagnera également, sous le rapport des observa-

---

nient, d'exiger d'eux les connaissances nécessaires pour les bien traiter.

Je citerai encore un fait pour convaincre combien on doit ajouter peu de foi à tous ces certificats.

Un aspirant est censé avoir étudié sous un Chirurgien qui exerçait en vertu de l'art. XXIII de la loi, et qui, par conséquent, n'avait pas le droit de faire des élèves. Ce Chirurgien est mort depuis plusieurs années, le maire de la commune atteste que le jeune homme a suivi pendant trois ans sa pratique; le Jury le reçoit Officier de santé; mais, me dira-t-on, pourquoi le Jury l'a-t-il admis à ces examens sur de pareils certificats? c'est qu'on a l'habitude de présenter au Jury la liste des candidats et qu'on retient leurs certificats, en sorte qu'il ne peut juger de leur validité; en second lieu, c'est que le Jury a besoin d'argent et qu'il n'en obtient qu'autant qu'il reçoit; si les Jurys médicaux étaient responsables, verrait-on de pareils abus?

tions qui seront plus exactes et mieux faites (1). Ainsi, il est donc dans l'intérêt général d'environner le plus difficile des arts d'obstacles salutaires qui, sans effrayer le savoir et la probité, en défendent l'approche à l'ignorance et à la fraude. D'ailleurs, qu'on observe que je n'exige ici que l'instruction médicale; quant à la réception de ces Médecins, elle aura lieu dans chaque département par un Jury nommé *ad hoc;* ainsi le Gouvernement pourra réduire autant qu'il le voudra ces derniers frais.

Les hommes qui se destineront à exercer cette profession, seront dispensés de savoir le latin, ils habiteront les chefs-lieux de cantons et les campagnes. Je pense qu'il serait utile de fixer des résidences pour éviter ces haines et ces jalousies qui sont toujours nuisibles au bien public.

Il serait à desirer que la loi autorisât ces Médecins à passer dans les villes chefs-lieux d'arrondissemens, après une pratique de vingt années, en prouvant qu'ils ont exercé pendant ce temps avec honneur et probité, en subissant un seul examen, et en payant un droit que la loi déterminerait. Ce serait un moyen d'encourager le mérite et de le récompenser.

La loi devra fixer l'âge auquel l'aspirant se présentera pour obtenir son titre. La loi actuelle n'en parle pas, d'où il en est résulté que nous avons reçu

---

(1) Voyez ma note, page 6.

des jeunes gens de dix-neuf et vingt ans. Est-ce à cet âge que le jugement est formé? est-il sage de confier à de pareils hommes la vie des citoyens? Les anciens édits exigeaient dans le principe que les aspirans eussent vingt-cinq ans pour obtenir leur titre. Cette mesure me paraît juste, elle doit être conservée. La loi exige du pharmacien qui ne fait que préparer sur ordonnances les médicamens, qu'il ait vingt-cinq ans pour en obtenir le droit. On a donné pour motifs qu'il n'y avait qu'une bonne manière de les préparer : cela est exact; mais je le demande, y en a-t-il davantage pour guérir les maladies? Et cependant celui qui a le droit de juger si le médicament convient, de le préparer et de l'administrer, peut le faire à dix-huit et vingt ans : n'est-ce pas absurde (1)?

XVI. Pour la réception des Officiers de santé, il sera formé dans le chef-lieu de chaque département un Jury composé de deux Docteurs domiciliés dans le département, nommés par le premier Consul, et d'un Commissaire pris parmi les Professeurs des six Ecoles de médecine, et désigné par le premier Consul. Ce Jury sera renouvelé tous les cinq ans, ses membres pourront être continués.

Cet article et l'article XXXIII de l'arrêté du

(1) On sait que dans les campagnes le même homme est obligé de tout faire.

Gouvernement sur la médecine n'ont jamais été rigoureusement observés.

La loi établit un Jury composé de trois membres pour recevoir les Officiers de santé, elle en exige sept pour un Pharmacien; chose vraiment ridicule. Trois membres ne sont pas assez pour composer le Jury, parce que le Commissaire envoyé par l'Ecole pour le présider peut aisément influer un membre du Jury, et faire ce qu'il voudra. Si, d'un autre côté, les deux membres du département s'entendent, et qu'ils soient de la même ville, ils pourront renvoyer tous les sujets qui, par la suite, leur nuiraient.

Ce commissaire ne me paraît pas nécessaire; il vaut mieux prendre le président dans le département (celui de la chambre que je proposerai remplira parfaitement cet objet). J'observerai qu'il n'en est pas d'un Médecin comme d'un juge; le premier a une clientèle qu'il ne peut abandonner sans compromettre ses intérêts; il lui est difficile de se faire remplacer, il n'a point d'émolument, et n'est défrayé de ses frais de route et autres qu'autant qu'il reçoit, etc. Les intérêts du second ne sont jamais compromis. Il résulte de là que ce président, au lieu de rester huit jours, ainsi que cela serait nécessaire, reste trois ou quatre jours au plus, et les examens qui devraient durer une heure ou deux sont à peine d'un quart ou d'une demi-heure. Peut-on juger par de tels examens de l'instruction d'un homme qui doit pratiquer l'art de guérir? Prouvons par le calcul que les choses ne peuvent pas être autrement.

D'après l'art. 37 de l'arrêté du Gouvernement sur la Médecine, toutes les fois qu'il y aura cinq candidats inscrits avant le 1.er prairial (21 mai), le Jury s'assemblera dans le chef-lieu de département où sont ces candidats. Admettons que ce soit à Auxerre, qui est un des chefs-lieux le plus rapproché de Paris (1), les cinq candidats paieront mille francs : les frais de poste et de séjour du président sont d'environ six cents francs. Il est alloué à chaque examinateur vingt-quatre francs pour les trois examens, ce qui fait pour les trois examinateurs trois cent soixante francs; ajoutez à cela les frais de diplôme, d'affiches et autres; car le Jury en a quelques-uns surtout depuis qu'il s'assemble ailleurs qu'à la préfecture, quoique d'après l'art. XLI du même arrêté, c'est là où cette réunion devrait avoir lieu.

On voit, d'après cet exposé exact, que le Jury est forcé de recevoir tout le monde, ou le président serait obligé de tirer de sa poche une partie de ses dépenses, ce qui ne doit pas être. Voilà la vraie cause qui a contraint le Jury à recevoir des ignorans. Qu'on ne croie pas cependant que le Jury de l'Yonne soit

---

(1) On voit que si le commissaire était obligé d'aller à Quimper ou à Vannes, il n'y aurait pas assez pour payer les frais de poste.

plus complaisant qu'un autre; je puis citer des faits qui prouveront qu'il s'est montré plus sévère que beaucoup d'autres. Sur huit aspirans qui se sont présentés lors de sa dernière session, il en a ajourné quatre à un an en leur imposant l'obligation d'aller suivre les cours de clinique à Paris, et a renvoyé les deux autres comme incapables, quoique l'un des deux eût présenté un diplôme d'Officier de santé qui lui avait été délivré dans un autre département; mais il a gardé l'argent de tous parce qu'il en avait besoin.

Je viens, Législateurs, de vous signaler de grands abus, ce ne sont pas les seuls, il en est encore d'autres : s'il plaît, par exemple, à un Préfet de réunir extraordinairement le Jury médical de son département, qui le présidera donc? On m'observera peut-être que d'après l'art. XXXVI de l'arrêté précité (1), le temps de cette réunion est déterminé, et que le Ministre seul a le droit de l'indiquer; c'est une vérité constante : cependant M. le Préfet de notre département est censé l'avoir réuni à la fin de décembre dernier pour recevoir des sages-femmes. Le président était à Paris; il espère qu'il voudra bien

(1) Les examens du Jury seront ouverts chaque année pendant les mois de prairial, messidor, thermidor, fructidor et vendémiaire.

Le Ministre de l'intérieur déterminera les époques des examens dans chaque Jury de manière que le commissaire des écoles puisse assister à chacun d'eux et les présider successivement.

signer les diplômes comme s'il eût été présent aux examens (1). Voilà comme les institutions dégénèrent, lorsque l'Autorité substitue sa volonté à la loi. Si M. le président avait cette faiblesse, le reproche qu'on a fait aux anciens interrogateurs d'avoir envoyé des diplômes par la poste, trouverait ici son application (2).

Voici de quelle manière je proposerais d'organiser un Jury médical dans chaque département : le président de la chambre des médecins en serait le président né; tous les médecins opérans, les docteurs en médecine et en chirurgie, les médecins et les chirurgiens reçus dans les facultés et les colléges, les Pharmaciens reçus dans les écoles spéciales de pharmacie qui résident dans le département, concourraient à le former. Tous leurs noms seraient mis dans deux urnes, ceux des Médecins et Chirurgiens dans une et ceux des Pharmaciens dans l'autre. Dans l'une des réunions de la chambre, le président en tirerait douze, neuf de l'une et trois de l'autre. On en ferait une liste qu'on remettrait à M. le Préfet qui serait

(1) Lettre du Préfet aux membres du Jury. Auxerre, le 20 décembre 1819.

(2) Voyez le discours de Fourcroy, prononcé au Corps législatif, le 7 ventôse an XI.

Les membres du Jury médical se sont empressés d'en instruire S. Exc. le Ministre de l'intérieur qui n'a pas daigné les honorer d'une réponse. Incertains sur ce qu'ils devaient faire, ils ont suivi l'art. XLI de l'arrêté du Gouvernement sur la pharmacie.

chargé de faire prévenir par MM. les Maires des communes, dans le mois qui précéderait la réunion, ceux que le sort aurait désignés pour concourir à la formation du prochain Jury.

Celui-ci sera formé de sept membres, du président de la chambre et de six des médecins, chirurgiens ou pharmaciens dont le président aura tiré au sort les noms parmi les douze appelés, avant l'ouverture de chaque séance. Le président aurait le droit d'en récuser trois et l'aspirant trois; ceux-ci seraient remplacés par d'autres. Le président recevrait le serment de chaque membre, et il lirait à la première séance les articles de la loi qui ont rapport aux Jurys. Un délégué de la Préfecture et un du Tribunal assisteraient à ces séances et veilleraient à ce que l'on n'éludât pas la loi ou qu'on n'en fît pas une fausse interprétation. De cette manière on verrait bien moins d'abus, et l'on rendrait à la Médecine son éclat et sa dignité (1).

XVII. Les Jurys des départemens ouvriront une fois par an les examens pour la réception des officiers de santé : il y aura trois examens, l'un sur l'anatomie, l'au-

(1) Un Jury formé de cette manière présenterait beaucoup de garantie et de grands avantages pour la société; ce serait le moyen de forcer tous les hommes de l'art à étudier constamment et à se tenir au courant des connaissances nouvelles; d'entretenir la bonne harmonie entre ceux qui l'exercent ; et ce sentiment d'honneur, cet esprit de son état qui doivent caractériser le Mé-

tre sur les élémens de médecine, et le troisième sur la chirurgie et les connaissances les plus usuelles de la pharmacie ; ils auront lieu en français et dans une salle où le public sera admis.

La loi actuelle ne soumet qu'à trois examens l'officier de santé, parce qu'elle exige peu de lui, qu'elle le met sous la dépendance continuelle des Docteurs, qu'elle ne lui accorde que le droit de donner les premiers secours dans les maladies graves ; au moins tel est son esprit : on peut s'en convaincre en lisant les discours et les rapports qui ont été faits à ce sujet par MM. Fourcroy, Thouret, Carret et Jard-Panvilliers au Corps législatif; mais leur éloignement, le défaut de police médicale, l'amour-propre et surtout la cupidité leur ont fait embrasser les trois branches de l'art de guérir ; ils les pratiquent toutes, et cela avec une impudence et une audace que l'ignorance seule peut leur donner (1). C'est ici qu'on peut appliquer ce précepte : *Plus mali à medico*

decin probe et vertueux. Il serait avantageux aux aspirans en ce qu'ils ne se verraient plus contraints de se déplacer pour aller subir leurs examens ailleurs et qu'ils seraient toujours examinés par leurs juges naturels ; utile au département en ce que les fonds n'en sortiraient point et serviraient à payer le professeur d'accouchement, ainsi que le veut la loi.

(1) Je dois cependant rendre justice à quelques-uns d'entr'eux, il y en a qui sont réellement instruits et qu'il faut distinguer de cette tourbe d'ignorans.

quàm à morbo est, si vel imperitiâ vel audaciâ peccet.

On a observé avec raison que la vie de l'agriculteur et de l'habitant des campagnes était aussi précieuse à l'Etat que celle de l'artisan ou des habitans des villes; point de doute à cet égard. Pourquoi n'exigerait-on pas la même garantie de ceux qui leur donnent des soins? il me paraît indispensable qu'ils aient le même degré d'instruction médicale: ainsi la loi doit exiger d'eux les mêmes connaissances, le même temps d'études, et à-peu-près les mêmes actes probatoires; je n'en excepterais que la thèse qui serait remplacée par un examen de pratique fait aux lits des malades. Et en effet, Messieurs, un homme peut-il bien juger de la vertu et de la force d'une plante ou d'un remède quelconque, s'il ne connaît pas cette plante ou les ingrédiens qui composent ce remède (1)?

Je crois utile de remplir dans la nouvelle loi une lacune qui existe dans celle d'aujourd'hui. Celle-ci semble exiger des aspirans de grandes connaissances scientifiques et théoriques; on voit que l'intention a été d'avoir des médecins instruits; mais n'aurait-elle pas dû penser aussi à faire des guérisseurs? elle donne tout à la théorie et presque rien à la pratique. Ce-

---

(1) *Medicus notitiâ plantæ destitutus, de viribus ejusdem numquam justè judicat.*

pendant quel est le but du médecin? n'est-il pas de guérir ses malades : un stage de deux ans dans les hôpitaux me paraît être indispensable au jeune médecin avant de se livrer à la pratique. Il serait fait par les médecins opérans dans les hôpitaux des villes où sont établies les écoles spéciales, et pour les médecins dans ceux des villes chefs-lieux d'arrondissement : ce stage les mettrait à portée de joindre la pratique à la théorie, de rectifier leur jugement, etc. Ainsi je pense qu'un aspirant ne devrait être reçu médecin qu'à vingt-cinq ans, et s'établir qu'à vingt-sept; c'est-à-dire après avoir fait un stage de deux ans dans un hôpital qui lui serait indiqué (1).

XVIII. Dans les six départemens où seront situées les écoles de médecine, le jury sera pris parmi les professeurs de ces écoles, et les réceptions des officiers de santé seront faites dans leur enceinte.

Ces jurys n'ont pas mieux fait que ceux des autres départemens, ils ont reçu pour l'argent, et non pour les connaissances. On a vu que les docteurs avaient seuls le droit de faire des élèves, ils en ont cependant reçu qui avaient étudié sous des officiers de santé, et Dieu sait quels officiers de santé!

XIX. Les frais des examens des officiers de santé ne pourront pas excéder deux cents francs. La répartition

---

(1) Voyez la note, page 6.

de cette somme entre les membres du jury sera déterminée par le gouvernement.

Quoique le nombre des membres du Jury soit plus grand, il ne devra pas en coûter davantage à l'aspirant; l'honneur de remplir une pareille commission doit suffire; il seront seulement indemnisés de leurs frais de route, en recevant un droit de présence que le Gouvernement fixera.

L'arrêté du gouvernement sur la médecine du 20 prairial an XI, ne laisse aucun doute sur l'emploi qu'on doit faire de ces sommes. Cependant les dispositions de cet arrêté qui concernent les jurys médicaux, n'ont jamais été suivies. D'après l'art. 49 de cet arrêté, c'est dans la caisse du receveur des hospices du chef-lieu de département, que les candidats doivent payer; ce receveur doit en tenir un compte séparé, etc. Cette mesure est sage, elle n'a cependant jamais eu lieu; c'est ordinairement à l'auberge ou dans la salle où le jury tient ses séances, que le secrétaire du Jury reçoit leur argent, et cela au moment de les examiner, ce qui est réellement scandaleux et indécent. Voilà ce qui a valu aux membres du Jury le reproche qu'on a fait aux anciens examinateurs, de trafiquer de la vie des hommes. Pourquoi le chef de l'administration n'indique-t-il pas aux aspirans, en leur annonçant la réunion du jury, le lieu où ils doivent verser leurs fonds?

L'art. 50 de cet arrêté indique l'emploi qu'on

doit faire de ces fonds; on y remarque un oubli qui a été fait et qu'il importe de réparer. Il est essentiel qu'une somme soit accordée aux jurys médicaux, pour faire l'acquisition d'objets qui leur sont indispensables. Le manque de ces objets a été cause que le jury n'a jamais pu faire appliquer de bandages, ni faire manoeuvrer les aspirans, pour s'assurer s'ils avaient des notions exactes sur le mécanisme des accouchemens.

L'art. 51 du même arrêté n'a jamais eu son exécution, il serait non seulement utile que le préfet ou un délégué et le procureur du roi ou un de ses substituts se trouvassent à la reddition des comptes; mais ce qui vaudrait beaucoup mieux, qu'ils fussent obligés de suivre exactement les examens afin de veiller à ce que la loi fût strictement exécutée.

XX. Le mode des examens faits par les jurys, leurs époques, leur durée ainsi que la forme du diplôme qui devra être délivré aux officiers de santé, seront déterminés par le réglement dont il est parlé à l'art. IX.

Je ne reviendrai pas sur ce que j'ai dit relativement aux examens, leur durée etc.; c'est un malheur que le réglement dont il est parlé dans cet article ne l'ait pas indiqué, cela eût été nécessaire.

XXI. Les individus qui se sont établis depuis dix ans dans les villages, les bourgs etc., pour y exercer la chirurgie, sans avoir pu se faire recevoir depuis la suppression des lieutenans du premier chirurgien et des commu-

nautés, pourront se présenter au jury du département qu'ils habitent, pour y être examinés et reçus officiers de santé; ils ne paieront que le tiers du droit fixé par ces examens.

On remarque d'après les dispositions de cet article que les officiers de santé sont assimilés aux maîtres en chirurgie reçus dans les communautés par le lieutenant du premier chirurgien du roi; ainsi leurs droits doivent être à-peu-près les mêmes, je dis à-peu-près, car d'après l'art. III de la loi sur la médecine, ces maîtres en chirurgie sont régis par les statuts de 1723, 1730 et 1736 : or il est constant d'après ces statuts qu'ils ne peuvent pas exercer au-delà de l'étendue de la juridiction de la ville où était établie la lieutenance; d'où il résulte qu'un maître en chirurgie reçu dans une communauté n'a pas le droit de faire des rapports judiciaires dans l'étendue d'un département, d'un arrondissement et quelquefois même d'un canton. Je fais cette remarque parce que MM. les juges et MM. les procureurs du Roi commettent quelquefois cette erreur.

TITRE IV.

De l'enregistrement et des listes des Docteurs et des Officiers de santé.

XXII. Les médecins et les chirurgiens reçus suivant les anciennes formes supprimées en France, ou suivant les formes qui existaient dans les départemens réunis, présenteront, dans l'espace de trois mois, après la publication de la présente loi, au tribunal de leur arrondissement, et au bureau de leur sous-préfecture, leurs lettres de réception et de maîtrise.

Une inscription sur une liste ancienne légalement formée, ou, à défaut de cette inscription ou de liste ancienne, une attestation de trois médecins ou de trois chirurgiens dont les titres auront été reconnus, et qui sera donnée par voie d'information devant un tribunal, suffira pour ceux des médecins et des chirurgiens qui ne pourraient pas retrouver et fournir leurs lettres de réception et de maîtrise.

Les dispositions de cet article étaient très-sages et très-justes; elles imposaient aux médecins et chirurgiens l'obligation de remplir ces formalités; cependant quelques-uns ne l'ont jamais fait, et ils exercent toujours; quelle autorité veillera donc à ce qu'elles soient remplies?

XXIII. Les médecins ou chirurgiens établis depuis la suppression des universités, facultés, colléges et communautés, sans avoir pu se faire recevoir, et qui exercent depuis trois ans, se muniront d'un certificat délivré par les sous-préfets de leurs arrondissemens, sur l'attestation du maire et de deux notables des communes où ils résident, au choix des sous-préfets. Ce certificat, qui constatera qu'ils pratiquent leur art depuis l'époque indiquée, leur tiendra lieu de diplôme d'officiers de santé; ils le présenteront, dans le délai prescrit par l'art. précédent, au tribunal de leur arrondissement et au bureau de leur sous-préfecture.

Les dispositions de cet article seront applicables aux individus mentionnés dans les articles X et XI, et même à ceux qui n'étant employés ni en chefs, ni en première classe, aux armées de terre ou de mer, et ayant exercé depuis trois ans, ne voudraient pas prendre le titre et le diplôme de docteur en médecine ou en chirurgie.

On voit que le gouvernement a craint de porter le trouble dans quelques familles, et qu'il a voulu récompenser des services rendus aux armées; mais il les a fait payer bien cher à la société; on peut consulter à ce sujet le mémoire du docteur Gastellier, qui contient plusieurs observations judicieuses (1).

Un charlatan éhonté de notre arrondissement, n'ayant pu obtenir son certificat du sous-préfet, s'en fut à Paris, et l'obtint au ministère de l'intérieur, ou au moins l'ordre de le lui délivrer : on verra ce charlatan figurer aux prochaines assises dans une affaire criminelle.

XXIV. Les docteurs ou officiers de santé reçus suivant les formes établies dans les deux titres précédens, seront tenus de présenter, dans le délai d'un mois après la fixation de leur domicile, les diplômes qu'ils auront obtenus, au greffe du tribunal de première instance, et au bureau de la sous-préfecture de l'arrondissement dans lesquels les docteurs et officiers de santé voudront s'établir.

Qui prouvera qu'ils l'ont fait? qui veillera à ce que ces dispositions soient remplies? voilà ce que la loi aurait dû prévoir et ce qu'elle n'a pas fait: on dira qu'elle a institué un jury médical dans cha-

---

(1) Observations et réflexions relatives à l'organisation actuelle de la médecine, imprimées à Montargis, 1806.

que département, que ce soin leur est confié, etc. Je prouverai bientôt que ce droit leur a été contesté par quelques préfets et par le gouvernement même (1).

XXV. Les commissaires du gouvernement près les tribunaux de première instance dresseront les listes des médecins et chirurgiens anciennement reçus, de ceux qui sont établis depuis dix ans sans réception, et des docteurs et officiers de santé nouvellement reçus suivant les formes de la présente loi, et enregistrés aux greffes de ces tribunaux. Ils adresseront, en fructidor de chaque année, copie certifiée de ces listes au grand-juge ministre de la justice.

XXVI. Les sous-préfets adresseront l'extrait de l'enregistrement des anciennes lettres de réception, des anciens certificats et des nouveaux diplômes dont il vient d'être parlé, aux préfets, qui dresseront et publieront les listes de tous les médecins et chirurgiens anciennement reçus, des docteurs et officiers de santé domiciliés dans l'étendue de leurs départemens. Ces listes seront adressées par les préfets au ministre de l'intérieur, dans les derniers mois de chaque année.

On ne voit pas trop l'utilité des mesures proposées dans ces deux articles, aussi n'ont-elles presque jamais eu leur exécution. On fait imprimer cette liste tous les six ou huit ans dans notre département, et cela paraît suffire.

XXVII. A compter de la publication de la présente loi,

---

(1) Si l'on compare les édits anciens avec cet article de la loi, on remarque bientôt combien la loi actuelle leur est inférieure ; il suffit de lire ce que j'ai dit à ce sujet à la page 6, et de les comparer pour s'en convaincre.

les fonctions de médecins et chirurgiens jurés appelés par les tribunaux, celles de médecins et chirurgiens en chef dans les hospices civils, ou chargés par des autorités administratives de divers objets de salubrité publique, ne pourront être remplies que par des médecins et des chirurgiens reçus suivant les anciennes formes, ou par des docteurs reçus suivant celles de la présente loi.

Cet article est positif, et semble n'avoir pas besoin de commentaires; cependant on lui a donné souvent de fausses interprétations. La loi veut qu'on ne place à la tête des établissemens publics que des hommes qui sont censés avoir donné des preuves d'une instruction solide; c'est une garantie que la société exigeait. La loi a désigné les hommes qui l'offraient; pourquoi ne les pas choisir dans ces classes? Disons-le avec franchise, cela vient de ce qu'on ne s'est jamais donné la peine d'étudier et de connaître l'esprit de la loi; si l'on compare ce que j'ai dit en traitant des articles X et XXI de cette loi (1), on acquiert la certitude qu'elle a fait une distinction entre les chirurgiens reçus dans les colléges et ceux reçus dans les communautés; ainsi lorsqu'elle a dit que les chirurgiens anciennement reçus pourraient occuper ces places, elle n'a voulu parler que des premiers. D'ailleurs l'article 33 de l'arrêté du gouvernement sur la médecine le prouve d'une manière incontestable;

---

(1) Voyez pages 18 et 37.

il dit : « Pour former les jurys de médecine ordonnés par la loi du 19 ventôse an XI, les préfets adresseront, d'ici au 15 messidor, au ministre de l'intérieur, une liste des docteurs en médecine et des chirurgiens reçus dans les colléges, qui sont établis dans leur département etc. » On voit que le gouvernement ne parle pas de ceux reçus dans les communautés, et il ne le pouvait pas en effet, puisque d'après les statuts de 1723, 1730 et 1736 ces derniers ne recevaient point le titre de chirurgien, mais seulement des lettres de maître en chirurgie. Les membres du jury de l'Yonne ont donc eu raison de faire des observations à cet égard à M. le préfet, lorsqu'il a nommé à la place de chirurgien en chef du dépôt de mendicité un maître en chirurgie, qui, d'après l'art. XXI de la loi, est assimilé aux officiers de santé; ils lui avaient proposé, avant cette nomination, un moyen aussi utile qu'honorable (1), ils ignorent quels sont les motifs qui le lui ont fait rejeter:

(1) Les membres du Jury médical proposèrent à M. le Préfet un concours public où tous les médecins et chirurgiens du département seraient appelés. Les places de médecin, chirurgien et pharmacien de cet établissement devaient être le prix du mérite et non de l'intrigue. Ils développèrent, dans une lettre qu'ils lui écrivirent à ce sujet, comme président de l'administration de cet établissement, tous les avantages de cette mesure, et lui proposèrent, dans le cas où il l'adopterait, de les faire inscrire tous comme premiers candidats chacun dans leur partie, et dans le cas contraire de ne point penser à eux.

n'eût-il pas été plus juste de l'adopter que de violer la loi ? Dans la nouvelle loi les médecins opérans jouiraient des mêmes prérogatives, lorsqu'ils habiteraient une petite ville où se trouveraient de simples médecins ou officiers de santé, ils leur seraient toujours préférés (1), 1°. parce qu'ils seront censés plus instruits puisque la loi exigera d'eux des études préliminaires et d'être gradués dans les universités, 2°. qu'il leur en coûtera plus cher pour obtenir leur titre. Quant aux rapports judiciaires ils auront la même faveur, cependant il y en a certains qui pourront être faits par tous indistinctement (2).

XXVIII. Les docteurs reçus dans les écoles de mé-

---

(1) Je suppose qu'elle admettra la distinction que j'ai établie, ainsi que le classement que j'ai proposé.

(2) Les rapports, pour des faits de simple police correctionnelle pourront être rédigés indistinctement par les médecins des deux classes. Ceux pour des faits de matière criminelle seront toujours rédigés par un médecin opérant, désigné par le procureur du Roi ou par le tribunal. Cette mesure me paraît indispensable; il faut avoir acquis une certaine habitude pour bien juger de la lésion des organes et bien rédiger un rapport judiciaire. Combien de criminels n'ont dû leur salut qu'à l'ignorance des hommes de l'art chargés de les faire, et qui eussent été condamnés si les causes de mort eussent été mieux connues ou mieux développées. On peut faire la même observation pour l'innocent qui se trouve quelquefois gravement inculpé par l'ignorance de l'homme de l'art qui ne sait pas apprécier ces causes. Il serait cependant dangereux que les mêmes hommes fissent toujours ces rapports, parce qu'ils deviennent criminalistes sans le vouloir.

decine pourront exercer leur profession dans toutes les communes de la république, en remplissant les formalités prescrites par les articles précédens.

Les médecins opérans auront le même droit.

XXIX. Les officiers de santé ne pourront s'établir que dans les départemens où ils auront été examinés par le jury, après s'être fait enregistrer comme il vient d'être prescrit. Ils ne pourront pratiquer les grandes opérations chirurgicales que sous la surveillance et l'inspection d'un docteur, dans les lieux où celui-ci sera établi. Dans le cas d'accidens graves arrivés à la suite d'une opération exécutée hors de la surveillance et de l'inspection prescrite ci-dessus, il y aura recours à indemnité contre l'officier de santé qui s'en sera rendu coupable.

Cette mesure est fort sage: la loi a bien fait de limiter au département le droit d'exercer à l'officier de santé; car, ainsi que l'a judicieusement observé Fourcroi, ces hommes pourront être plus immédiatement surveillés par la puissance morale qui leur aura conféré leur état, ils pourront moins s'égarer dans la route et quitter la ligne du devoir. D'autres dispositions de la loi ont forcé le gouvernement à modifier celles contenues dans cet article (1), pour les réceptions des officiers de santé, ainsi qu'on peut le voir par l'article 37 de l'arrêté du gouvernement sur la

(1) Voyez les observations faites à la page 10, sur l'art. XXXVII de l'arrêté du Gouvernement relatif à la médecine.

médecine. Je proposerai d'ajouter au mot *établir* celui de *pratiquer* pour éviter toute équivoque (1).

Quant à la seconde mesure qui leur défend de pratiquer les grandes opérations chirurgicales, etc. elle est fort sage, mais elle est malheureusement illusoire, et elle le sera toujours tant qu'une autorité permanente ne sera pas chargée d'y veiller. Je me permettrai une réflexion à cet égard, et j'observerai qu'elle est contradictoire avec tout ce qui a été dit ci-dessus relativement aux officiers de santé. Qu'on se rappelle en effet que cette classe n'a été établie que pour donner les premiers secours aux malades (2), qu'il est défendu aux membres du jury de les interroger sur les opérations, sur la médecine légale, etc.; qu'on ne voit pas pour quel motif la loi a imposé cette obli-

(1) Il y a quelques années que le tribunal renvoya, sans condamnation, un coureur qui exerçait, dans notre ville, sans titre légal, sous prétexte qu'il n'était point établi dans le département; cet homme y fit tant de mal pendant son sejour, que M. le Préfet fut obligé de lui intimer l'ordre de quitter le département dans les vingt-quatre heures. La loi devrait défendre à tous ces coureurs de vendre des remèdes; les médecins même ne devraient point en vendre dans les villes où il y a des pharmaciens établis.

(2) Voyez les discours de Fourcroi et de Thouret déjà cités. L'art. XXVII de la loi est formel, les officiers de santé ne doivent point faire de rapports judiciaires; la loi n'exige pas d'eux de connaissances à cet égard; pourquoi quelques juges persistent-ils toujours à leur faire faire ces rapports? les assises prochaines démontreront les fâcheux résultats de l'inexécution de cet article de la loi.

gation aux uns et en a dispensé les autres, etc. Je pense que la mesure indiquée aurait dû être générale et qu'elle aurait également dû exiger d'eux une garantie à cet égard. Comme je suppose le même degré d'instruction médicale aux médecins de seconde classe qu'à ceux de première, je pense que la loi fera bien de leur accorder ce droit, mais en leur imposant toujours l'obligation de s'aider de l'avis d'un médecin opérant (1).

La loi actuelle laisse différentes lacunes que la loi nouvelle doit faire disparaître. Elle ne parle point de l'agrégation des officiers de santé. L'article 31 de l'arrêté précité traite bien de l'agrégation des docteurs qui ont reçu leurs titres dans les universités étrangères etc., mais il n'y est nullement question des premiers. Cependant l'expérience a prouvé que quelques officiers de santé ont été forcés par des raisons particulières de quitter le département où ils avaient été reçus pour aller s'établir dans un autre. On exige alors d'eux qu'ils y subissent les mêmes examens, qu'ils y paient les mêmes sommes, etc. Ces dispositions ne me paraissent pas justes, ils devraient jouir à-peu-près des mêmes faveurs que les premiers.

---

(1) Cette précaution me paraît utile, parce que les médecins des campagnes ont rarement l'occasion de faire les grandes opérations; dès-lors cette fermeté d'ame et cette dextérité de la main, qui ne s'acquièrent que par l'habitude, doit leur manquer: ainsi ils peuvent avoir besoin de conseils.

Il serait prudent que la loi fixât l'époque à laquelle cette agrégation aurait lieu et les formalités qu'ils auraient à remplir pour obtenir cette faveur (1).

J'ai parlé ailleurs de la nécessité de pouvoir constater l'identité de l'individu; j'ai cité des faits qui prouvent que d'après la loi actuelle, Pierre peut se faire recevoir pour Paul; d'où il en est résulté des abus affreux : il est donc urgent que la nouvelle loi indique des moyens pour les prévenir.

Je proposerai aussi dans la nouvelle loi de fixer des résidences pour les médecins ainsi qu'il y en a pour les notaires. S'il est juste que la loi et la société exigent des garanties de celui qui exerce l'art de guérir, il ne l'est pas moins que celui qui fait son état avec honneur et probité, y trouve des moyens assurés d'existence pour lui et sa famille. Ces résidences seraient déterminées de manière à satisfaire tous les besoins et à entretenir entre les hommes de l'art une noble émulation sans exciter la jalousie; si la loi actuelle existe encore quelques années, le premier venu se fera recevoir officier de santé, les campagnes en seront inondées, et ce sera une calamité de plus pour la société.

---

(1) On peut consulter les anciens édits à cet égard; ils sont fort sages.

TITRE V.

De l'instruction et de la réception des sages-femmes.

XXX. Outre l'instruction donnée dans les écoles de médecine, il sera établi dans l'hospice le plus fréquenté de chaque département, un cours annuel et gratuit d'accouchement théorique et pratique, destiné particulièrement à l'instruction des sages-femmes.

Le traitement du professeur et les frais du cours seront pris sur la rétribution payée pour la réception des officiers de santé.

Les membres du jury médical sollicitaient depuis plusieurs années l'établissement de ce cours d'accouchemens qui eût été plutôt formé sans les circonstances imprévues et difficiles qui se sont succédées. Ayant appris que M. le préfet avait obtenu de son excellence le ministre de l'intérieur l'autorisation de l'établir, ils le prévinrent que quelques médecins des environs avaient le projet de se mettre sur les rangs pour la place de professeur; ils profitèrent de cette nouvelle cisconstance pour lui proposer un concours; leur proposition ne fut point accueillie, et M. le préfet nomma trois professeurs pour faire ce cours, dont un maître en chirurgie, mais auquel il donna à la vérité le titre de docteur en chirurgie (1); tandis qu'un concours eût donné un sujet distingué qui aurait réuni les connaissances théoriques et pratiques,

(1) Voyez l'avis de M. le Préfet à MM. les Maires, Janvier 1819.

ce qui eût été plus avantageux pour les élèves et moins dispendieux pour le département (1).

XXXI. Les élèves sages-femmes devront avoir suivi au moins deux de ces cours, et vu pratiquer pendant neuf mois, ou pratiqué elles-mêmes les accouchemens pendant six mois, dans un hospice, ou sous la surveillance du professeur, avant de se présenter à l'examen.

On voit que la loi a été plus sévère pour les sages-femmes que pour les officiers de santé; elle a exigé d'elles une instruction solide, tant sur la théorie que sur la pratique des accouchemens; cependant toutes leurs fonctions se bornent à recevoir les enfans dans les cas les plus simples. Il n'est pas un homme raisonnable qui ne trouve cette disposition de la loi très-sage; que dira-t-on d'après cela de celles qui

(1) Il a été forcé de nommer trois professeurs, parce que deux d'entr'eux étaient des jeunes médecins qui sortaient des écoles, et qui n'avaient pas encore eu le temps de se livrer à la pratique; ils auraient pu se trouver embarrassés dans les accouchemens contre nature; il était donc nécessaire de leur adjoindre un praticien; mais, je le demande, un cours fait par trois personnes peut-il présenter les mêmes avantages que s'il l'était par la même personne; seront-ce les mêmes vues, les mêmes idées? le professeur remplaçant prendra-t-il la leçon au point où l'a laissée son confrère? Je dois prévenir que ces observations critiques ne portent nullement sur le mérite des professeurs; je dois même rendre justice aux deux jeunes docteurs, ils sont remplis de zèle et de talens, et feront un jour des médecins distingués qui honoreront la science.

concernent des officiers de santé qui ont le droit de tout faire?

Cet article est positif: les élèves sages-femmes doivent avoir suivi au moins deux cours théoriques et pratiques avant de se présenter au jury; cela était nécessaire, parce qu'il eût été impossible que ces élèves qui n'avaient aucunes notions préliminaires, eussent pu apprendre dans un seul cours tout ce qu'il était utile qu'elles sussent; cependant M. le préfet n'en veut qu'un (1), mais qui durera dix mois; cinq mois seront consacrés à la théorie et cinq mois à la pratique. Nos jeunes docteurs sans avoir égard à cette division admise par M. le préfet ont fait quatre cours dans cet intervalle. L'expérience a prouvé qu'ils ont bien réussi; ils ont présenté au jury des élèves fort instruites (2).

XXXII. Elles seront examinées par les jurys sur la théorie et la pratique des accouchemens, sur les accidens qui peuvent les précéder, les accompagner et les suivre, et sur les moyens d'y remédier.

Lorsqu'elles auront satisfait à leur examen, on leur délivrera gratuitement un diplôme, dont la forme sera déterminée par le réglement prescrit par les articles IX et XX de la présente loi.

---

(1) Voyez l'avis de M. le Préfet à MM. les Maires.

(2) C'est un hommage que je me plais à rendre à la vérité : je désire qu'ils mettent toujours le même zèle à les instruire, et que les remarques que j'ai faites à la page ci-contre se trouvent inexactes.

Les Athéniens avaient fait une loi qui défendait la pratique de la médecine aux femmes. Je crains bien qu'avant peu d'années, les médecins n'en réclament une semblable. Si la nouvelle loi n'établit pas une institution assez forte pour faire la police médicale, et pour veiller à ce que chacun se tienne dans les limites qu'elle leur aura tracées, la médecine tombera bientôt en quenouille; car on voit des sages-femmes saigner, purger et médicamenter de toutes les manières. Il faut qu'elles connaissent bien le mécanisme des accouchemens et la manière de les terminer, ensuite que leurs fonctions se bornent à celles de bonnes garde-malades, et qu'elles fassent appeler un homme de l'art aussitôt que l'état de l'accouchée l'exigera.

La loi aurait dû aussi fixer l'âge où elles pourront se présenter au jury : on avait admis au cours d'accouchemens des enfans de 16 et 17 ans qui ont été reçus et qui exercent maintenant; n'est-ce pas trop jeune? j'en ferai voir les inconvéniens. Les anciens édits exigeaient qu'elles eussent vingt ans. La nouvelle loi devra aussi l'exiger.

XXXIII. Les sages-femmes ne pourront employer les instrumens dans les cas d'accouchemens laborieux, sans appeler un docteur, un médecin ou un chirurgien anciennement reçu.

Je pense que la loi a mal fait de leur accorder cette faculté; l'expérience a prouvé que quelques-unes en ont abusé. Il vaut mieux que le médecin ou le chirurgien les applique lui-même. L'art. 42 de l'arrêté du gouvernement sur la médecine semble confirmer cet avis.

XXXIV. Les sages-femmes feront enregistrer leur diplôme au tribunal de première instance et à la sous-préfecture de l'arrondissement où elles s'établiront, et où elles auront été reçues.

La liste des sages-femmes reçues dans chaque département sera dressée dans les tribunaux de première instance, et par les préfets, suivant les formes indiquées aux articles XXV et XXVI ci-dessus.

Je ne répéterai pas ce que j'ai dit au même sujet en traitant de ces articles.

TITRE VI.

Dispositions pénales.

XXXV. Six mois après la publication de la présente loi, tout individu qui continuerait d'exercer la médecine ou la chirurgie, ou de pratiquer l'art des accouchemens, sans être sur les listes dont il est parlé aux articles XXV, XXVI et XXXIV, et sans avoir de diplôme, de certificat ou de lettre de réception, sera poursuivi et condamné à une amende pécuniaire envers les hospices.

C'est ici que la loi n'est point claire; elle aurait eu besoin de plus grands développemens et aurait dû indiquer d'une manière précise, quelle était l'autorité qui serait chargée de veiller à son exécution et de faire la police médicale. L'art. 36 dit bien que ce délit sera dénoncé aux tribunaux de police correctionnelle, à la diligence du commissaire du gouvernement près ses Tribunaux. Mais qui dénoncera ce délit au commissaire du gouvernement ? Point de doute que ce ne doive être le jury médical ; la loi sur la médecine ne l'a pas dit d'une manière positive, mais la loi sur la pharmacie qui en est le complément, l'arrêté du gouvernement sur le même objet; les discours de Fourcroi, Thouret, Carret et Jard-Panvilliers ne laissent aucune incertitude à cet égard. Ainsi pour avoir une juste idée des attributions des jurys médicaux, il faut donc bien se pénétrer des lois et arrêtés sur la médecine et la pharmacie et des divers exposés ou discours qui ont été faits sur ces lois au corps législatif, lorsqu'elles y furent discutées et rendues; si M. Guizot, directeur général de l'administration communale et départementale, s'était donné la peine de les lire, il ne fut pas tombé dans une aussi grande erreur à ce sujet.

Le jury médical du département de l'Yonne, pénétré des devoirs qu'il avait à remplir, voyait avec peine que depuis long-temps le plus grand désordre régnait dans l'exercice de l'art de guérir ; que chaque jour de nouveaux abus se déclaraient, que toutes les observations qu'il faisait à cet égard étaient inutiles, et que les mesures qu'il avait proposées n'avaient point eu leur exécution (1) ; ce fut alors qu'il s'adressa directement au Gouvernement. Pré-

(1) Le Jury médical décida, dans sa session de 1817, que des

venu par les membres du Jury médical de Seine et Marne, que le bourreau de notre département s'était présenté devant eux avec une autorisation de notre préfet (1), afin d'obtenir le titre d'officier

---

candidats qui s'étaient fait inscrire depuis plusieurs années pour soutenir leurs examens, et qui ne s'étaient jamais présentés, quoiqu'ayant été prévenus, ne pourraient exercer à l'avenir l'art de guérir, qu'après s'être fait recevoir officiers de santé. Cette décision fut soumise à l'approbation de M. le Préfet qui la trouva très-sage, l'approuva et la fit connaître aux personnes qu'elles concernaient; quelques mois après, à l'aide de nouveaux certificats, il donna à plusieurs d'entr'eux l'autorisation d'exercer provisoirement.

Cet article est extrait du premier mémoire que le Jury médical et les pharmaciens adjoints ont adressé a Son Excellence, le 5 février 1819. Je me serais dispensé d'en parler si je n'avais pas eu l'intention de justifier le Jury médical des reproches qu'on lui faisait, les choses ayant bien changé depuis la dernière session. Les membres du Jury ont acquis la conviction que si la bonne harmonie qui aurait toujours dû exister, n'a pas eu lieu dans le principe, cela venait probablement de ce que M. le Préfet ne connaissant personne à son arrivée dans le département, a été trompé par des intrigans qui ont abusé de sa confiance et ont desservi les membres du Jury auprès de lui. Depuis qu'il a pu juger les hommes par leurs actions et non par leurs jongleries, il a su les apprécier et leur a rendu toute sa confiance. Ce qui est arrivé dans le département de l'Yonne, ayant également eu lieu dans plusieurs départemens, n'est-il pas sage que la loi nouvelle indique les moyens de prévenir ces inconvéniens?

(1) La loi n'ayant pas prévu ce cas, M. le Préfet ne pouvait lui refuser cette autorisation; voici ce qui est arrivé lors de la dernière session du Jury médical. La plupart des médecins de l'arrondissement d'Auxerre s'étaient rendus dans cette ville pour

de santé, pour exercer à Auxerre, et qu'il avait été renvoyé à l'unanimité pour cause d'ignorance, le jury fit, à l'Autorité supérieure, de nouvelles observations qui furent infructueuses. Enfin, en janvier 1819, les membres du jury médical ayant été instruits que Son Excellence le Ministre de l'intérieur avait autorisé M. le préfet à établir un cours d'accouchement pour le département, lui proposa de nouveau un concours pour la place de professeur; il ne crut pas devoir accepter cette mesure, il en nomma trois pour faire ce cours qui devait durer dix mois, cinq mois pour la partie théorique et cinq pour la pratique (1); on y a admis à tout âge : ainsi le jury a eu à examiner des enfans de 16 à 17 ans. Je vous le demande, Législateurs, est-ce à cet âge où une jeune personne, à peine formée, peut avoir acquis cette

---

assister à ses séances. Le bourreau du département osa s'y présenter, aussitôt une rumeur se fit entendre dans toute la salle. Ils demandèrent son renvoi et ils insistèrent auprès du Président pour donner l'ordre de le faire sortir. M. le Président ayant observé que les séances du Jury étant publiques, tout le monde avait le droit d'y assister, ils furent auprès du Commissaire de police et du Maire solliciter la même grâce; n'ayant pu l'obtenir, la rumeur devint telle qu'on parlait déjà de le jeter par les fenêtres; lorsque celui-ci, soit crainte, soit prudence de sa part, se retira Ce fait, qui s'est passé sous les yeux de l'autorité, prouvera au Gouvernement combien il est urgent de prévenir de pareilles scènes : j'en ai indiqué le moyen.

(1) Voyez mes observations sur l'art. XXVII de la loi, page 41, et celles sur l'art. XXX, page 48.

force d'ame et cette prudence qu'il est si essentiel qu'une femme possède pour secourir utilement une malheureuse tourmentée par les douleurs de l'accouchement; que sera-ce donc si c'est un accouchement laborieux ou contre nature? J'ai dit ailleurs que les édits anciens ne leur permettaient de se présenter à leur examen qu'à vingt ans; je pense que la nouvelle loi doit fixer le même âge.

Plusieurs médecins du département, affligés de ce désordre, firent des observations à cet égard aux membres du Jury qu'ils accusèrent d'indifférence : ceux-ci crurent qu'il était de l'honneur de l'art et de celui du Jury médical de faire connaître à S. Exc. le Ministre de l'intérieur tout ce qui se passait dans le département, et qui avait rapport à la médecine : ils lui adressèrent donc, le 5 février 1819, un premier mémoire dans lequel ils exposèrent une partie des faits ci-dessus énoncés. Ils reçurent, le 9 avril 1819, la réponse suivante de M. Guizot, Directeur général de l'Administration communale et départementale.

« Le Jury se plaint de ce que ses avis, ses décisions sur différentes questions relatives à la police » médicale, n'ont point été adoptés par M. le Préfet (1); il demande si les Jurys médicaux institués » par la loi sont une autorité en médecine, si leurs

---

(1) Voyez la note, page 53; elle a été approuvée par M. le Préfet : le Jury s'est plaint de l'autorisation donnée ensuite.

» décisions doivent être respectées, et si les préfets » ont le droit de les annuler (1).

» Le Jury médical du département de l'Yonne » ne doit pas ignorer que les Jurys médicaux n'ont » point le droit de prendre des décisions; ils sont » institués pour examiner et recevoir les officiers de » santé; c'est là que se borne leur mission, et ils ne » forment même un corps légal qu'alors qu'ils sont » convoqués pour la remplir (2). L'Autorité peut » sans doute les consulter, lorsqu'elle le juge conve- » nable, sur des objets qui intéressent la salubrité » publique; elle reçoit d'eux, non des décisions, » mais des avis qu'elle est libre d'adopter ou de » rejeter.

» Le Jury médical du département de l'Yonne se » plaint aussi de n'avoir pas été convoqué l'année » dernière, quoiqu'il y eût un nombre suffisant d'as- » pirans aux titres d'officier de santé et de pharma- » cien; il résulte des renseignemens qui viennent » d'être transmis, que trois candidats seulement » s'étaient fait inscrire à la préfecture du départe- » ment pour obtenir l'autorisation de se présenter » aux examens du Jury. D'après les règlemens et les

(1) Après les avoir approuvées, c'est ainsi que le Jury l'a entendu.

(2) Point de doute à cet égard pour recevoir les Officiers de santé, les Pharmaciens et les Sages-femmes, art. 36 de l'arrêté du Gouvernement.

» instructions ministérielles, ce nombre était insuf-
» fisant pour donner lieu à la convocation du Jury,
» et M. le Préfet a dû, par conséquent, autoriser les
» candidats inscrits à se faire recevoir par le Jury
» d'un département voisin, etc. »

Dans leur premier mémoire au Ministre, les membres du Jury médical, et les pharmaciens adjoints, avaient seulement dit que M. le Préfet avait délivré des autorisations à huit personnes pour aller se faire recevoir dans les départemens voisins; ont-elles été données, le Préfet en avait-il le droit? voilà ce qu'il s'agissait de savoir. Dans un second mémoire qu'ils adressèrent à Son Excellence, le 29 avril 1819 (1), ils entrèrent dans quelques détails à ce sujet, et lui prouvèrent qu'elles avaient été données, et que l'art. XXXVII de l'arrêté du Gouvernement avait été éludé volontairement, malgré les précautions prises par le Jury médical pour qu'il eût son exécution (2). Ils firent aussi des observations sur le cours d'accouchemens, et prouvèrent également à Son

(1) L'étendue de ce Mémoire m'empêche de le rapporter ici, dans la crainte de trop alonger cet opuscule.

(2) Sur les huit candidats qui reçurent des autorisations, trois étaient de l'arrondissement de Tonnerre, ceux-ci furent inscrits par leur Sous-Préfet; les cinq autres étaient de l'arrondissement d'Auxerre; ceux-ci ne furent pas inscrits : plusieurs d'entr'eux étaient du nombre de ceux que le Jury avait interdits l'année précédente, et qui, à l'aide de nouveaux certificats, avaient reçu de M. le Préfet une autorisation provisoire d'exercer jusqu'à la

Excellence que plusieurs articles de la loi avaient été violés ou faussement interprétés; ils terminèrent leur memoire par l'observation suivante, pour faire sentir à Son Excellence combien il était urgent qu'il y eût dans chaque département une autorité médicale chargée de faire la police du corps et de surveiller tout ce qui a rapport à la médecine : « L'art y gagnerait beaucoup, la société encore plus, et le Gouvernement ne verrait pas aussi souvent les intérêts des citoyens et les siens compromis. Nous ne vous citerons, pour exemple, que ce qui s'est passé dans notre département lors du dernier recrutement de l'armée. L'art. LVII de l'Instruction du Gouvernement porte, que M. le Préfet désignera les médecins et chirurgiens de l'hospice civil et militaire, etc. pour faire la visite des hommes, et qu'on tirera au sort, au commencement de chaque séance, le nom de celui qui devra y assister. Dans notre ville, six personnes devaient coopérer à cette opération; le même médecin a cependant fait toutes les visites. De là sont nés tous les abus que la loi et le Gouvernement voulaient éviter; aussi un dixième des hom-

---

prochaine réunion du Jury : la loi n'ayant point autorisé la délivrance de ces permissions provisoires, il eût mieux valu n'en point donner. Elles ont occasionné de grands désagrémens à ceux qui en étaient porteurs. Les tribunaux ont condamné plusieurs personnes qui en avaient reçu comme exerçant sans titre légal. J'ai indiqué ailleurs le moyen de parer à cet inconvénient.

mes, reçus même comme remplaçans, se trouve-t-il dans le cas de la réforme (1). »

Les membres du Jury reçurent la réponse suivante de M. Guizot, directeur général de l'Administration communale et départementale, sous la date du 4 juin 1819 : « Il me paraît peu important de rechercher maintenant si les aspirans aux titres de pharmacien et d'officier de santé étaient, l'année dernière, en nombre suffisant pour que le Jury médical du département pût être convoqué. Vous convenez que trois candidats seulement s'étaient fait inscrire (2); mais vous soutenez qu'on devait regarder comme inscrits tous ceux qui avaient obtenu une autorisation provisoire pour exercer leur profession : M. le Préfet a pu penser différemment, et avec d'autant plus de raison, qu'il ne pouvait avoir la certitude que ces officiers de santé provisoires se présenteraient

---

(1) Les mêmes abus existent toujours : la première année, les maladies avaient particulièrement leur siége dans l'abdomen, et notamment dans les voies urinaires ; l'an dernier, c'était dans la poitrine ; il paraît que les maladies du cœur et les anévrismes étaient devenus si communs, surtout dans les derniers temps, que M. le Préfet et le Conseiller de préfecture, qui faisaient partie du conseil de recrutement, n'en sortaient jamais sans porter leur main sur leur poitrine pour s'assurer s'ils avaient gagné quelques-unes de ces maladies ; il est probable que cette année elles auront leur siége dans le cerveau, et comme le docteur Gall ne sera pas là pour inspecter les crânes, il faudra bien en croire sur parole. *(Observat communiquée par un membre du Conseil de recrutement.)*

(2) Voyez la note, page 58.

aux examens; il ne s'est donc pas encore écarté des règlemens en accordant aux trois candidats, qui s'étaient fait inscrire avant l'époque fixée pour la convocation du Jury, l'autorisation de se faire recevoir par les Jurys médicaux des départemens voisins. »

M. le Directeur général aurait eu raison, si M. le Préfet n'avait accordé d'autorisation qu'aux trois candidats inscrits; si cela eût été, le Jury de l'Yonne n'aurait fait aucune réclamation, il en a prévenu Son Excellence; mais pourquoi M. le Préfet en a-t-il accordé à cinq de son arrondissement qui ne s'étaient pas fait inscrire? ne devaient-ils pas être renvoyés à l'année suivante? L'article 37 de l'arrêté précité n'est-il pas impératif à cet égard? M. le Directeur général a bien senti qu'il lui serait difficile de répondre aux observations du Jury qui ne portaient réellement que sur ces derniers; aussi a-t-il mieux aimé n'en point parler.

Continuons. « Je ne trouve, ajoute-t-il, pas plus de justice dans les autres reproches que vous adressez à M. le Préfet de l'Yonne. Je vous le répète, les Jurys médicaux ne sont institués par la loi que pour examiner et recevoir les officiers de santé et les pharmaciens. Sans doute l'Administration peut leur confier d'autres attributions; mais ils ne peuvent certainement pas l'enchaîner par leurs décisions dans l'exercice des pouvoirs qu'ils tiennent d'elle seule. »

Le Jury médical n'aurait-il pas eu le droit de demander à M. le Directeur général, si une autorité légalement instituée, qui tient comme lui ses pouvoirs de la loi et du Souverain, qui le prévient d'une violation non seulement de la loi qui la concerne, mais encore d'une loi sur laquelle reposent la tranquillité publique et le bonheur de ses concitoyens, d'une loi fondamentale de l'État, et qui est le plus bel ouvrage du législateur; s'il est sage de taxer cet acte d'injustice (1). Si les membres du Jury médical, et les pharmaciens adjoints au Jury ne lui présentaient pas une garantie suffisante comme autorité; ne lui en donnaient-ils pas une seconde en le suppliant de s'adresser à la députation de leur département, et notamment au député de leur ville qui les honore tous de son estime; il lui aurait donné des renseignemens sur leur moralité, leur patriotisme et leur dévouement sincère au Gouvernement actuel.

Il me reste maintenant à relever une erreur dans laquelle est tombé M. le Directeur général, il prétend que les Jurys médicaux ne sont institués que pour examiner et recevoir les officiers de santé et les pharmaciens. « L'Administration peut leur confier, dit-il, d'autres attributions; mais ils ne peuvent

(1) Les membres du jury n'ont jamais eu l'intention de dénoncer M. le préfet; ils voulaient faire cesser des abus; ils espéraient qu'une simple observation du ministre suffirait; s'il en eût été autrement, ils se seraient adressés au ministre de la guerre qui est chargé de l'exécution de cette loi.

certainement pas l'enchaîner par leurs décisions dans l'exercice des pouvoirs qu'ils tiennent d'elle seule. »

Je suis loin de trouver mauvais que M. le Directeur général ne connaisse point toutes les lois qui régissent la médecine; l'Administration est trop étendue pour qu'un seul homme puisse en embrasser toutes les parties; mais il me semble qu'il aurait dû consulter à ce sujet l'école de médecine (1). Je vais donc prouver à M. le Directeur général que les Jurys médicaux sont des autorités permanentes qui tiennent leurs attributions de la loi seule et non de l'Administration, qu'ils ont le droit de faire la police médicale, etc. Je ne parlerai point de leur droit d'examiner et de recevoir les officiers de santé, il ne leur est point contesté. Pour connaître leurs autres droits, il faut consulter la loi et l'arrêté du Gouvernement sur la pharmacie et les divers discours qui ont été prononcés à ce sujet.

« Le projet de loi dont je vais vous donner lecture, dit Fourcroi (2), est la suite et le complément de la loi sur l'exercice de la médecine; il en est aussi la conséquence, etc. » : en parlant de la police sur

(1) Si dans les cas semblables, M. le Directeur consultait l'école, et MM. les préfets les Jurys médicaux, ils ne prendraient jamais de fausses mesures; parce que la responsabilité devant peser sur ceux qui donneraient les avis, ceux-ci veilleraient à n'en donner que de bons: il pourrait en être de même pour toutes les autres branches de l'Administration.

(2) Discours de Fourcroi au Corps législatif, 10 germinal an 10.

la pharmacie, il ajoute : « sans les visites et l'inspection des pharmacies, toutes les dispositions précédentes seraient superflues, etc. » : il dit ailleurs : « les Jurys de chaque département feront, dans les chefs-lieux et les communes qui en dépendent, ces visites, etc. »

Voyons maintenant la loi. L'art. XXIX dit : « A Paris et dans les villes où sont placées les nouvelles écoles de pharmacie, deux docteurs et professeurs des écoles de médecine, accompagnés des professeurs des écoles de pharmacie, et assistés d'un commissaire de police, visiteront au moins une fois l'an les officines et magasins des pharmaciens et des droguistes, pour vérifier la bonne qualité des drogues et médicamens simples et composés. Les pharmaciens et les droguistes seront tenus de présenter les drogues et compositions qu'ils auraient dans leurs magasins, officines et laboratoires. Les drogues mal préparées ou détériorées seront saisies à l'instant par le commissaire de police. Il sera procédé ensuite conformément aux lois et règlemens actuellement existans. »

« Art. XXXI. Dans les autres villes et communes les visites indiquées ci-dessus seront faites par les membres du Jury de médecine réunis aux quatre pharmaciens qui leur sont adjoints par l'art. XIII. »

Ces articles me paraissent fort précis; il n'y est nullement question d'administration, la loi indique positivement ce que les membres du Jury auront à faire. Je trouve en cela la loi très-sage; car si cette inspection eût dépendu de la volonté de l'Autorité supérieure, elle eût été quelquefois très-mal faite : je pourrais citer pour exemple ce qui s'est passé dans quelques départemens, etc. Les membres du Jury de ces départemens sont restés tranquilles et ont attendu patiemment que le chef de l'Administration leur donnât l'ordre de faire ces visites ; l'année s'est écoulée sans qu'ils l'aient reçu, en sorte qu'ils n'en ont point fait; qu'en est-il résulté? des crimes affreux d'empoisonnement qui ont déjà coûté la vie à plusieurs personnes.

Je ne parle pas de l'art. XXX. La loi a voulu favoriser les nouvelles écoles de Pharmacie; elle a étendu leurs attributions sur les départemens voisins. « Les professeurs de ces écoles, dit cet article de la loi, pourront y faire l'inspection des pharmacies, etc. » Il était juste que la première autorité du département en fût instruite, puisque c'était elle qui devait prendre les mesures nécessaires pour réprimer les abus qu'on pourrait y découvrir; mais ces professeurs tenaient leurs pouvoirs de la loi et non des préfets de ces départemens. L'art. XLIII de l'arrêté du Gouvernement sur la pharmacie, confirme ce que j'avance; il n'y est nullement question des Jurys médicaux établis dans les départemens : la mesure n'est indiquée que pour les écoles spéciales. L'art. XLVI de l'arrêté précité est encore plus formel : « Il sera fait annuellement des visites chez les herboristes par le directeur et le professeur de botanique, et l'un des professeurs de l'école de médecine, dans les formes voulues par l'art. XXIX de la loi.

« Dans les communes où ne sont pas situées les écoles, ces visites seront faites conformément à l'article XXXI de la loi. » Or, ces art XXIX et XXXI sont précis et rendent les Jurys médicaux entièrement indépendans de MM. les Préfets.

Qu'on ne croie cependant pas que les membres du Jury médical de l'Yonne aient jamais eu la prétention de vouloir braver l'autorité de M. le préfet : au contraire ils ont toujours eu pour lui toute la déférence qu'on doit au chef de l'administration. Chaque année, ils se sont présentés chez lui pour le prévenir de l'intention où ils étaient de commencer leur inspection; il leur a offert de prendre un arrêté afin de leur rendre cette mesure plus facile, et pour qu'ils n'éprouvassent aucuns obstacles. Les membres du Jury et les pharmaciens adjoints ont accepté avec reconnaissance cette offre, et c'est toujours en vertu de ces arrêtés qu'ils ont fait leurs visites. Ils auraient pu s'en passer, puisque la loi leur traçait la marche qu'ils devaient suivre; ainsi ce n'est donc que par déférence pour lui qu'ils les ont suivis.

L'article 41 du même arrêté porte, « qu'au décès d'un pharmacien, la veuve pourra continuer etc. L'école ou le jury où les quatre pharmaciens agrégés s'assureront de la moralité et de la capacité du sujet, et désigneront un pharmacien pour diriger et surveiller toutes les opérations de son officine. »

On voit que, non-seulement le jury, mais encore les pharmaciens agrégés seuls, sont une autorité dans ces circonstances et qu'il n'est aucunement besoin de l'autorisation des préfets. Si je ne craignais d'abuser de votre patience, je parcourrais avec la même impartialité les divers discours prononcés au Corps législatif, lors de la discussion de ces lois ; je me contenterai de rapporter un passage de celui de Fourcroy (1), il dit en parlant des officiers de santé dont on avait paru redouter la pratique meurtrière : « Ils ne pourront pratiquer les branches les plus simples de l'art de guérir que dans le département où ils auront été reçus, parce qu'ils pourront être plus immédiatement surveillés dans leur profession, parce que plus près de la puissance morale qui leur aura conféré leur état, ils pourront moins s'égarer dans la route, et quitter la ligne de leurs devoirs. »

Je vous le demande, messieurs, quelle est cette puissance morale qui leur a conféré leur état ; n'est-ce pas le Jury médical de chaque département, et n'est-ce pas lui qui est chargé de surveiller constamment ces officiers de santé, ces pharmaciens qu'il a reçus? Ainsi l'intention du législateur est bien exprimée, et

(1) Discours de Fourcroi, prononcé à la séance du 19 ventôse an XI.

il ne peut plus rester de doute à cet égard, pas même à M. le directeur général. D'après cet exposé, les membres du Jury médical du département de l'Yonne, et les pharmaciens adjoints au Jury, avaient donc le droit de prévenir S. Exc. le ministre de l'intérieur, de la violation ou de la fausse interprétation des lois qui régissent la médecine, et de réclamer leur exécution.

Suivons la réponse de M. le directeur général. «Vous reprochez à M. le préfet d'avoir violé plusieurs articles de la loi du 19 ventôse an XI, dans son arrêté relatif à l'établissement d'un cours d'accouchemens près le dépôt de mendicité d'Auxerre. A l'appui de cette assertion, vous m'avez adressé un avis qui a été publié dans le département, et où il est dit que le cours d'accouchemens durera dix mois, et sera divisé en deux parties (1). Vous pensez que vous ne pourrez admettre aux examens, les élèves qui auront suivi ces cours (2), puisque d'après la loi du 19 ventôse an XI, une sage-femme ne peut être reçue, si elle n'a suivi deux cours d'accouchemens (3) et pratiqué pendant six mois ou vu pratiquer pendant neuf mois au moins. Vous ne devez avoir, mes-

(1) L'une théorique et l'autre pratique.

(2) Les membres du Jury n'ont pas pu dire *ces cours* puisqu'il n'y en avait qu'un. Voyez l'avis aux Maires.

(3) Théoriques et pratiques. Voyez les observations que j'ai faites à cet égard, page 49.

sieurs, aucun scrupule à cet égard; M. le préfet s'est servi d'une expression inexacte, en annonçant que le cours serait divisé en deux parties; il y aura réellement deux cours de cinq mois chacun, suivant les dispositions de l'article XV de l'arrêté relatif à l'organisation du cours d'accouchemens (1). M. le préfet paraît avoir commis une autre erreur, en donnant au sieur L***, l'un des trois professeurs du cours d'accouchemens, le titre de docteur en chirurgie; mais une telle erreur n'est d'aucune importance; M. le préfet n'ignore certainement pas qu'il ne peut conférer à personne le titre de docteur en médecine ou en chirurgie; s'il avait nommé M. L*** à une place qui ne pût être remplie que par un docteur en chirurgie, votre réclamation eût été fondée; mais aucune disposition législative ne porte que les professeurs d'accouchemens devront être docteurs en chirurgie (2).»

On voit que M. le directeur général a gardé le silence sur le nombre des professeurs nommés pour

(1) Avec cette différence seulement que la loi exige que ces cours soient théoriques et pratiques, tandis qu'ici l'un sera théorique et l'autre pratique. Voyez page 49.

(2) Le sieur L***, maître en chirurgie, fut nommé il y a deux ans chirurgien en chef du dépôt de mendicité, et l'année dernière, l'un des trois professeurs du cours d'accouchemens. Qu'on consulte les art. XXVII de la loi, et XXXIII de l'arrêté du Gouvernement, et les règlemens de 1723, 1730 et 1736; on jugera alors si ces observations sont conformes à l'esprit de la loi.

faire le cours d'accouchemens; il lui eût été difficile de trouver dans la loi ou les réglemens sur la médecine, quelques dispositions qui justifiassent la conduite de M. le préfet.

Je ne me permettrai aucune réflexion à ce sujet; M. le directeur général termine sa réponse en convenant que la législation relative à l'enseignement (1) et à l'exercice de l'art de guérir, exige des modifications importantes; il nous annonce qu'on s'occupe depuis long-temps d'un travail sur cet objet, et qu'on ne tardera pas à en connaître les résultats.

Cette réponse de M. le directeur général jeta les membres du Jury médical dans la consternation; ils virent bien qu'ils essaieraient en vain à ramener sur la ligne du devoir, des hommes que la cupidité en faisait dévier à chaque instant. Ils firent encore quelques efforts pour maintenir la police médicale et empêcher qu'un art aussi utile qu'honorable fût avili; ils ne purent y réussir.

Prévenus par un pharmacien du département de nouveaux abus qui naissaient dans sa commune, de la facilité qu'on laissait aux épiciers de vendre des médicamens au poids médicinal contre le vœu de la loi, nous envoyâmes une copie de cette plainte à Son

---

(1) Il est difficile d'ajouter à l'enseignement théorique, il m'a paru complet; il n'en est pas de même pour l'enseignement pratique, etc. Voyez mes observations, page 6.

Excellence, espérant qu'elle donnerait des ordres pour faire cesser cet abus. Elle garda le silence. Avertis par M. le préfet, à la fin de décembre dernier, qu'il voulait faire assembler de nouveau le Jury pour faire recevoir les sages-femmes qui avaient suivi les cours d'accouchemens; les membres du Jury voyant que l'art. 36 de l'arrêté du Gouvernement n'était point exécuté, crurent, dans l'intérêt des sages-femmes, devoir en instruire le ministre; puisque lui seul, dit cet article, déterminera les époques de cette réunion pour que le commissaire de l'école la préside, etc.; celui-ci étant à Paris, nous demandions à Son Excellence si nous devions les recevoir provisoirement ou définitivement. Nous attendons encore ces renseignemens.

On voit d'après tous les faits énoncés dans ce mémoire, que les jurys médicaux institués par les lois et les réglemens sur la médecine et la pharmacie pour faire la police médicale dans chaque département, et y veiller au maintien et à la dignité de l'art, sont des institutions trop faibles pour atteindre ce but, et qu'il est essentiel de changer. Déjà plusieurs médecins des départemens, les Ecoles même de médecine en ont vivement manifesté le voeu: espérons que les nouveaux faits que je viens de rapporter, et dont je garantis l'authenticité, feront pencher la balance en faveur de l'institution qui est généralement demandée, et que la loi sur les réceptions et l'exercice de l'art de guérir sera promptement revue et modifiée.

Cette institution si généralement demandée, est une chambre de médecins à l'instar de celles des notaires, des avoués, etc., mais elle serait illusoire comme elles, si des réglemens sages, mais sévères, ne déterminaient pas ses attributions et en même temps les obligations qu'elle aura à remplir. On m'objectera peut-être que cette chambre devant exercer une autorité sur les hommes qui se livrent à l'art de guérir, pourra profiter de cette autorité pour tourmenter ceux d'entr'eux que des idées nouvelles ou des succès trop prompts distingueraient et tireraient de la classe commune. Qu'on se tranquillise à ce sujet; nos départemens sont administrés de manière à prévenir cet inconvénient. La chambre n'aurait que le droit de censure sur ses membres; elle pourrait être particulière ou publique : dans ce dernier cas, elle serait consignée dans le procès-verbal de la chambre. Si un de ses membres, après s'être exposé par son impéritie ou son immoralité, à la censure particulière ou publique, continuait à se mal conduire, et que la chambre fût forcée de prendre des mesures plus sévères contre lui, telles que l'amende, la défense d'exercer pendant un temps déterminé ou définitif; la chambre ne le pourrait sans l'approbation de M. le préfet qui s'assurerait de l'exactitude des faits énoncés, approuverait ou rejeterait la proposition de la chambre suivant qu'elle lui paraîtrait juste ou injuste. Dans le cas où M. le préfet aurait désapprouvé la proposition de la chambre, celle-ci sera libre d'en référer à Son Excellence qui soumettra cette même proposition à l'École, ainsi que les moyens allégués par celui qui en aura été le sujet. Le ministre prononcerait définitivement d'après l'avis de l'Ecole.

Cette chambre serait composée de sept membres au moins pris parmi les docteurs ou médecins opérants, ou les anciens médecins et chirurgiens reçus dans les facultés et les colléges, et les pharmaciens reçus dans les écoles spéciales. Tous les hommes de l'art se réuniraient un jour déterminé de chaque année au chef-lieu de département pour la renouveler. Les membres sortans pourraient être réélus, le président serait toujours pris dans le chef-lieu; il y aurait au moins un membre par chaque arrondissement dans la chambre. Ce membre serait chargé de faire la police médicale dans son arrondissement, conjointement avec un pharmacien désigné par la chambre ; ils surveilleraient tous les hommes de l'art, et en feraient leur rapport à la chambre, qui se réunirait au moins deux fois chaque année (1). Il faut l'avouer, messieurs, une partie des hommes qui exercent l'art de guérir ne con-

(1) Ces réunions pourraient avoir lieu en juin et en décembre : dans la première, qui serait générale, on renouvellerait la chambre; ce serait l'époque où le Jury s'assemblerait, parce qu'alors

naissent point toute la dignité de leur état, toutes les obligations qu'il leur impose; ces hommes ainsi que l'observe judicieusement M. Gastellier, n'ayant ni talens ni moralité, y suppléent par les bassesses et les jongleries. N'en a-t-on pas vu à qui la cupidité a fait rendre des services reprouvés par les lois civiles et religieuses, et qui ne pouvant se faire payer des sommes promises après les services rendus, ont assigné devant les tribunaux les mêmes personnes comme les ayant traitées de maladies honteuses. Il y a deux ans, les membres du Jury médical de l'Yonne furent obligés de prévenir M. le procureur du roi, et le commissaire de police de la ville d'Auxerre, que des hommes de l'art se compromettaient au point de faire avorter des filles enceintes (1), et les invitèrent à prendre les mesures convenables pour faire cesser cet abus. N'en voit-on pas qui, pour en imposer à un public crédule et ignorant, et pour élever leurs talens, sont assez immoraux pour tourmenter des familles entières et mentir à leur conscience, en annonçant que des maladies légères sont très-graves, et que les malades y eussent succombé, si d'autres

il y a peu de malades; dans la seconde, la chambre seule se réunirait pour entendre les rapports sur la police médicale, et pour tirer au sort les noms des médecins-opérans et pharmaciens qui devront concourir à former le prochain Jury.

(1) Quelle différence de ces médecins avec ceux du temps d'Hippocrate. Voyez Aphor. d'Hipp. *Sacramentum Hippocratis. Si prægnanti fœminæ collyrium abortiendi causâ confecero.*

qu'eux les avaient soignés. Malheureusement, disait un législateur, la maladie, le besoin et l'espoir de recouvrer la santé, disposent trop souvent les hommes, même les plus éclairés, à se fier à ces promesses sans bornes, et qui sont toujours faites avec une assurance que ne saurait avoir la science réfléchie. Je citerai le fait suivant, pour prouver combien la cupidité fait faire de bassesses à certains hommes de l'art. Une polonaise qui avait suivi un soldat français fut traduite trois fois l'an dernier devant le tribunal de police correctionnelle, comme faisant la médecine et vendant des médicamens; elle s'était d'abord attaché un homme qui exerçait sans titre : le jury ayant invité M. le Préfet à lui défendre d'exercer, elle s'adressa à un second qui était légalement reçu, et qui fut assez vil pour se mettre sous la bannière de cette aventurière, en sorte qu'elle tue aujourd'hui impunément.

Il faut en convenir, messieurs, jamais l'exercice de la médecine ne fut plus libre; la loi par la faiblesse de l'institution des Jurys médicaux a été mal exécutée; d'où il est résulté une foule d'abus que je vous ai signalés dans ce mémoire (1). L'homme de l'art n'est même pas responsable envers lui-même des sottises

---

(1) Un médecin et un chirurgien forment le Jury médical de chaque département, les pharmaciens adjoints les secondent peu, parce qu'ils ne peuvent agir isolément; il faut donc que les premiers parcourent tout le département, ce qui leur demande

qu'il fait; les anciens édits exigeaient de lui un serment (1), en sorte que sa conscience lui faisait un devoir de remplir les obligations que sa profession lui imposait; la loi actuelle l'en a affranchi : ainsi l'art le plus difficile, celui qui intéresse le plus la société, puisque l'homme en est le but et la fin, est ainsi abandonné au caprice et à la cupidité de celui qui l'exerce.

---

beaucoup de temps et de dépenses, et les expose à perdre leur clientèle. La crainte de voir souffrir leurs intérêts fait hâter leur retour, et les visites sont mal faites.

La loi leur accorde bien une indemnité par visite, qui doit leur être payée par les particuliers; mais, ainsi que nous l'avons observé à M. le Préfet, dans nos rapports annuels, et à M. le Directeur général, la médecine est un art libéral, et l'on n'est pas libre de faire des observations sévères, lorsqu'on finit par demander une rétribution en se retirant. Le Gouvernement devrait l'accorder, et ajouter à la patente de chaque pharmacien et autres, la rétribution que la loi nous accorde.

C'est probablement là la cause pour laquelle on n'avait point encore fait de visites avant nous dans le département.

(1) Je jure, au nom de l'Etre-Suprême, d'être fidèle aux lois de l'honneur et de la probité, dans l'exercice de la médecine.

Je donnerai mes soins gratuits à l'indigence et n'exigerai jamais un salaire au-dessus de mon travail; admis dans l'intérieur des familles, mes yeux n'y verront pas ce qui s'y passe, ma langue taira les secrets qui me seront confiés, et mon état ne servira jamais à corrompre les mœurs et à favoriser le crime. Respectueux et reconnaissant envers mes maîtres, je rendrai à leurs enfans les leçons que j'aurai reçues de leurs pères.

Que les hommes m'accordent leur estime, si je suis fidèle à mes sermens; que je sois couvert d'opprobre et méprisé de mes confrères si j'y manque.

Une chambre de médecins formée ainsi que je l'ai dit, nommée par tous les hommes de l'art de chaque département, renouvelée chaque année, subordonnée à des réglemens sévères, surveillée par le chef de l'administration du département, obligée de rendre compte de sa gestion à leurs confrères, dans une séance publique, doit présenter tous les avantages qu'on peut désirer.

Quelques médecins ont proposé de nommer des inspecteurs pour surveiller l'exécution des lois et réglemens relatifs à la médecine et la pharmacie. Cette mesure me paraît très-sage, ces inspecteurs seraient en outre chargés de l'inspection des prisons, des hôpitaux, des dépôts de mendicité et en général de tout ce qui a rapport à des objets de salubrité publique (1); ils recueilleraient les observations qui leur paraîtraient utiles, les transmettraient au Gouvernement, et lui proposeraient les mesures que les circonstances nécessiteraient. Mais, dira-t-on, si vous

---

(1) Ces inspecteurs contribueraient utilement à la topographie médicale de la France, ouvrage important et qui sera encore désiré long-temps.

Il serait possible de le terminer en deux ans, si la société de médecine de la Faculté de Paris, chargeait dans chaque arrondissement, le médecin des épidémies de s'adjoindre un ou deux de leurs confrères et de faire ce travail. Pour qu'il fût uniforme par toute la France, elle indiquerait des bases générales qu'on suivrait exactement. Chaque département aurait aussi sa topographie médicale.

multipliez ainsi les places, vous allez augmenter les charges de l'Etat? Pas du tout, ces inspecteurs seront payés sur le produit de l'instruction donnée aux élèves, et sur des réceptions des médecins opérans, et ne devront rien coûter au trésor. On m'objectera peut-être qu'en augmentant les frais de réception, on diminuera le nombre des élèves et des médecins opérans; qu'on se tranquillise encore à ce sujet; consultons l'expérience. On redoutait à l'époque où la loi actuelle fut rendue que les docteurs ne voulussent pas s'établir dans les campagnes qui, disait-on, ne leur présenteraient pas d'assez grands avantages, et ne les indemniseraient pas des frais qu'ils avaient faits pour obtenir leurs titres. Toutes nos campagnes en sont pourvues maintenant; il en sera de même pour les autres, surtout si on environne cette profession de tout l'éclat dont elle doit briller.

XXXVI. Ce délit sera dénoncé aux tribunaux de police correctionnelle, à la diligence du commissaire du Gouvernement près ces tribunaux.

L'amende pourra être portée jusqu'à mille francs, pour ceux qui prendraient le titre et exerceraient la profession de docteur;

A cinq cents francs, pour ceux qui se qualifieraient d'officiers de santé, et verraient des malades en cette qualité;

A cent francs, pour les femmes qui pratiqueraient illicitement l'art des accouchemens.

L'amende sera double en cas de récidive; et les délinquans pourront, en outre, être condamnés à un emprisonnement qui n'excédera pas six mois.

J'aurais désiré que la loi eût fixé le *minimum* de l'amende que le Tribunal aurait eu le droit de prononcer, comme elle en a fixé le *maximum*. Il l'était à 500 fr. d'après les édits anciens : cette mesure rigoureuse me paraît juste; la loi sur la pharmacie prononce la même peine, elle ne peut pas être trop sévère pour ces charlatans qui sont aussi coupables que des voleurs de grands chemins; ces derniers vous laissent souvent l'option entre la vie et la bourse, tandis que les premiers en veulent à l'une et à l'autre. Dans ces sortes d'affaires, les juges penchent toujours vers l'indulgence; cette conduite fait honneur à leur cœur, mais elle compromet la sûreté de la société. Je vais citer deux faits qui prouveront ce que j'avance.

La Polonaise dont j'ai déjà parlé, a été traduite l'an dernier trois fois devant le tribunal de police correctionnelle; elle n'a été condamnée la dernière fois qu'à 32 fr. d'amende et à vingt-quatre heures de prison; une peine aussi légère, loin de la déconcerter, n'a fait qu'augmenter son audace, et elle a aujourd'hui plus de vogue que jamais.

Le nommé D**, qui sait à peine signer son nom, avait été interdit par un jugement, il y a quelques années. Cet homme fut traduit de nouveau deux fois l'an dernier devant le tribunal de police correctionnelle, pour avoir soigné des malades et leur avoir fourni des médicamens; il a été condamné, la seconde fois, pour récidive, à trente-deux francs d'amende et aux frais; aussi, disait-il hautement, en sortant de la salle du Tribunal, que quelques jours lui suffiraient pour tout payer. Cet homme continue à exercer la médecine.

Si on compare la différence qui existe entre ces peines et celles prononcées par l'art. XXXIII de la loi sur la pharmacie, qui condamne tout marchand droguiste, vendant des préparations pharmaceutiques, ou seulement des drogues au poids médicinal, à 500 fr. d'amende; on regrette que le Tribunal n'ait pas considéré ces deux individus comme marchands de drogues; il les aurait arrêtés dans le principe et leur aurait empêché de faire beaucoup de mal. La loi a bien fait de rendre l'amende facultative; mais je pense qu'il serait nécessaire d'en fixer le *minimum* et le *maximum*. C'est au Législateur à apprécier tout le mal que peut faire dans la société cette classe de charlatans, et à prendre des mesures justes et sévères pour leur en empêcher.

Telles sont, législateurs, les observations que j'avais à vous soumettre relativement à la loi du 19 ventose an XI: elles vous prouveront, 1°. que cette loi est très imparfaite et laisse beaucoup à désirer; je pourrais même dire qu'une *expérience de seize ans a démontré qu'elle est mauvaise*, en ce qu'elle met constamment les intérêts des hommes chargés de la faire exécuter en opposition avec leurs devoirs, et qu'elle n'exige d'eux aucune garantie, pas même morale; ainsi un homme peut impunément faire tout ce qui lui plaira dans cette partie, s'il veut en acheter le droit; 2°. qu'elle a établi des distinctions ridicules et même dangereuses parmi les hommes qui se livrent à cette profession; 3°. que les institutions qu'elle a établies sont sans force et sans moyens pour la faire exécuter; d'où il est résulté qu'elle a été souvent violée ou faussement interprêtée par les autorités mêmes qui devaient la faire respecter. J'ai cité un grand nombre de faits à l'appui de ce que j'ai avancé; je vous ai proposé de nouvelles institutions pour remplacer celles que la loi actuelle avait établies; j'ai essayé de vous démontrer tous les avantages qu'elles auraient sur celles existantes. J'ai surtout beaucoup insisté sur la nécessité de fixer d'une manière précise, leurs attributions et les obligations qu'elles auraient à remplir; j'ai rapporté des anciens édits ce qui serait utile de conserver, j'ai tâché de faire sentir combien il était important que la loi nouvelle déterminât des peines pour ceux qui ne rempliraient point ces obligations. Le soin de veiller à l'exécution des lois a fixé dans tous les temps l'attention des souverains et celle des législateurs; qu'il me suffise de vous citer pour exemples les premiers de nos rois : Saint-Louis, Louis XII, surnommé le père du peuple, et le bon

Henri. Qui ne lit avec admiration ces belles pages de notre histoire, où on nous peint ces grands princes constamment occupés à veiller à l'exécution des lois: Saint-Louis allant s'assurer par lui-même si la la justice était bien rendue? Qui ne connaît le célèbre édit de 1499, par lequel Louis XII ordonnait de suivre toujours la loi, malgré les ordres contraires que l'importunité pourrait arracher au monarque? Est-il rien au-dessus de cette belle réponse de Henri IV à ce gentilhomme qui lui demandait la grace de son neveu coupable d'un meurtre : « Je suis bien fâché de ne pouvoir vous accorder ce que vous me demandez, mais il vous sied bien de faire l'oncle et à moi de faire le roi; j'excuse votre requête, excusez mon refus? » Le digne descendant de ces rois chers à la France vous a toujours manifesté l'intention de ne gouverner que par les lois; il vous a accordé la liberté de les discuter, de les modifier; il a voulu s'éclairer de vos lumières, afin d'en donner de bonnes à son peuple; eh bien, Législateurs, dites à notre bon Roi que vous avez répondu à son attente; mais que le but que Sa Majesté se propose d'atteindre ne le sera réellement, que lorsqu'elle en aura fait une sur la responsabilité des personnes chargées d'en surveiller l'exécution, ou de les exécuter elles-mêmes (1).

(1) Il existe une lacune dans notre législation actuelle, c'est

Tous les faits que j'ai rapportés dans ce mémoire, vous ont prouvé que la loi sur l'exercice de la médecine, défectueuse sous certains rapports, bonne sous d'autres, n'a été respectée sous aucuns. Je me suis aussi permis quelques réflexions sur la loi du recrutement, parce que le Jury médical de l'Yonne en avait parlé dans l'un de ses mémoires à Son Excellence; sans cela je ne me serais point écarté du cercle que je me suis tracé, et j'aurais laissé à d'autres le soin de vous éclairer à ce sujet.

Si vous daignez, Législateurs, accueillir avec bienveillance ces observations et les juger utiles, je me regarderai heureux d'avoir pu contribuer à rendre au premier des arts, à cet art que Cicéron appelait divin, son ancien éclat, et aux hommes qui l'exercent, l'estime dont ils furent autrefois honorés.

---

une loi qui rende responsables toutes les personnes chargées de les faire exécuter; tant que cette loi ne sera pas rendue, notre législation sera imparfaite, et nous ne serons réellement pas gouvernés par les lois. Si je n'avais craint d'étendre ce mémoire, j'aurais cité plusieurs exemples, où souvent la volonté de l'homme chargé de la faire exécuter, a été mise en place de la loi.

FIN.

www.ingramcontent.com/pod-product-compliance
Ingram Content Group UK Ltd.
Pitfield, Milton Keynes, MK11 3LW, UK
UKHW021113260726
13994UKWH00002B/872

9 782329 298276